1日1ページ ながら脳活! 漢字ドリル120日

東北大学加齢医学研究所 所長
川島 隆太

大和書房

はじめに

毎日脳活で、もの忘れ・認知症を遠ざけよう！

最近、新しいことをしたり覚えたりするのが苦手になってきた。

なんだかやる気が出ない、いろいろなことに腰が重くなった。

何に対しても興味が湧かない、ものごとに感動できなくなった。

身だしなみに関して「まあ、いいか」とどうでもよくなってきた。

「時の経つのが早いなぁ」とよく嘆息交じりにつぶやく。

失敗すると、昔よりもうじうじと引きずる。うまく気分転換ができない。

カッとなって家族や部下をどなりつけてしまうことがある。

駅員やコンビニ店員の態度にイラッとくることが多くなった。

若いときは滅多なことで泣かなかったのに、めっきり涙もろくなった。

自分の考えと違う意見をなかなか受け入れられない。

……歳を重ねるごとに怒りっぽくなったり、無気力になったりといった傾向のある方は、要注意です。もしかしたら脳の老化で「感情が弱っている」のかもしれません。

多くの方は、ミドルエイジを迎えるころから、話の途中で物の名前が出てこなかったり、人や場所の固有名詞がぱっと出てこずに、「ほら、あれ、なんだっけ?」と話に詰まる「ど忘れ・もの忘れ」や、「数年前に比べると、すぐ集中力が切れる」「同じ作業をしていると、頭が疲れやすい」といったことが気になるようになります。

こうした記憶力や集中力の低下は、脳の衰えで起きる現象ですが、実は、何かにチャレンジしようというポジティブな意欲が湧かなくなったり、自ら何かをしようという自発性がなくなる、根気がなくなる、何をするのも面倒くさい、柔軟性がなくなる、自分自身の行動や感情、高ぶったものをがまんする力がなくなる、といったことも脳の老化の兆しなのです。

残念な事実ですが、**脳のほぼすべての機能は、20代を過ぎたころから低下していきます**。ちょうど、体が年々衰えるのと同じ状態です。なぜこんなことが起きてしまうのでしょうか?

その理由は、多くの人が**負荷がかかる強度で脳を「使っていない」から**なのです。

私たちは、筋肉に適度に負荷をかける運動を毎日行うことで体の健康を保ち、老化を防ぐことができます。反対に、まったく運動しないで過ごしていると身体機能はすぐに衰えてしまいます。

実は、脳もまったく同じなのです。意識して使わないと、どんどん萎縮していき、様々な老化現象の引き金になります。しかし、**毎日積極的に使えば使うほど、老化現象の大半を改善することができる**のです。

「脳が衰える」とは、前頭前野の働きが衰えること

脳は大きくは、「大脳《だいのう》」「小脳《しょうのう》」「脳幹《のうかん》」の3つに分かれ、このうち脳全体の80％の重さを占めているのが大脳です。この大脳は、「前頭葉《ぜんとうよう》」「頭頂《とうちょう》葉《よう》」「側頭葉《そくとうよう》」「後頭葉《こうとうよう》」の4つの領域に分かれており、それぞれに、人間が人間らしく生きていくために必要な機能がたくさん備わっています。

なかでも、前頭葉の大部分を占める「前頭前野《ぜんとうぜんや》」と呼ばれる領域は、人間だけが特別に発達している部分で、次のような働きを担っています。

- 新しいことのインプットや、アウトプットを行う
- ものごとを論理的に考える
- いろいろなものを新たにつくりだす

- 言葉を介したコミュニケーションを行う
- 怒りや悲しみなどの感情をコントロールする
- やってはいけないことをしない。衝動的な行動を抑制する
- 自分から進んで、何かをしようとする気持ちをつくりだす
- 意思決定をする。一つのことに集中する

前頭前野が、記憶や学習というものを支配するのは周知の事実ですが、私たちがモチベーションと言っているものも前頭前野の働きです。

他者とのコミュニケーション力や自分自身ががまんする力、何かをしようという自発性も前頭前野が制御しています。まさに「脳のなかの脳」と呼ばれるにふさわしい働きをする、もっとも大切な場所といってもいいでしょう。

かんたんな問題をすらすら解くのが効果的！

では、脳のトレーニングで、どのようなことが起こるのでしょうか。

一言でいうと、前頭前野の「**脳の体積を増やしたり、いろいろな認知**

機能が向上する」ことが証明されています。

ちょっとこまかい話になりますが、前頭前野は、神経細胞が集まるタンパク質の層「大脳《だいのう》皮質《ひしつ》」のいち領域です。大脳皮質の厚みは、12歳がピークで、そこからはどんどん薄くなるものですが、大人でもトレーニングを続けることによって元に戻っていくんですね。

これは脳の可《か》塑《そ》性《せい》といわれ、神経細胞から電気的情報を伝える電線の役割をしている神経線維の枝分かれが増えて、より複雑なネットワークになるわけです。それも、劇的によくなるんです。これが、脳の体積が増える、ということです。

前頭前野をたくさん働かせよう！

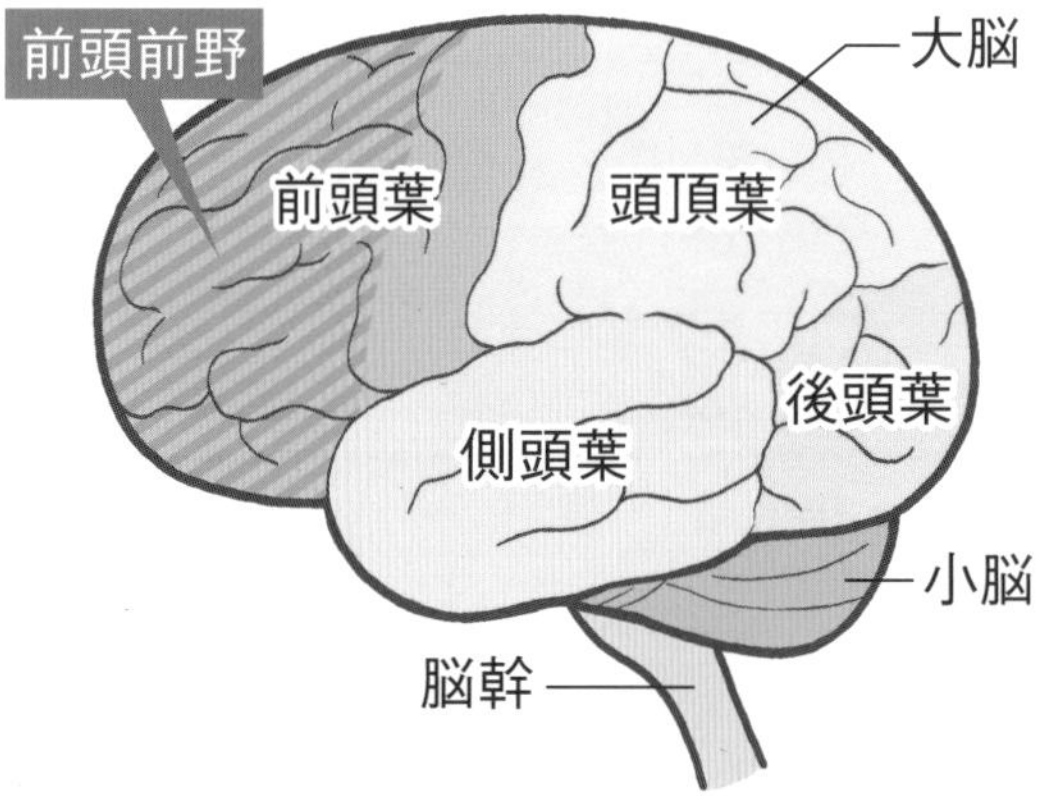

トレーニングといっても、難しいことではありません。

脳科学の研究から、**「かんたんな漢字の読み書き」や「かんたんな計算」をできるだけ速く行うときに脳は活発に働いている**ことがわかりました。

パズルを楽しみながら、脳が活性化！

次の画像を見てください。上から、考えごとをしているときの脳、複雑な計算問題を解いているときの脳、簡単な計算問題をできるだけ速く解いているときの脳、簡単な計算問題をゆっくり解いているときの脳の働きを、脳機能イメージング装置で測定したものです。

黄色やオレンジ色がついている部分が、活発に働いている場所になります。

考えごとをしているときの脳

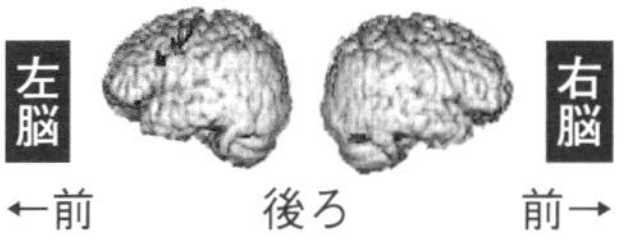

左脳の前頭前野がわずかに働いている。

複雑な計算問題を解いているときの脳

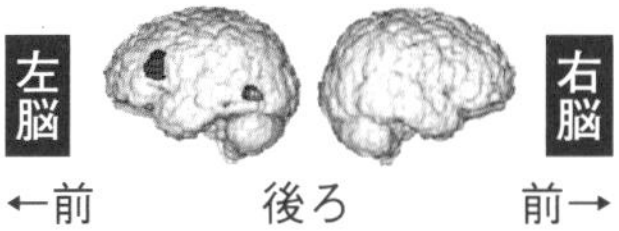

右脳は働かず、左脳の前頭前野と下側頭回が働いている。

簡単な計算問題をできるだけ速く解いているときの脳

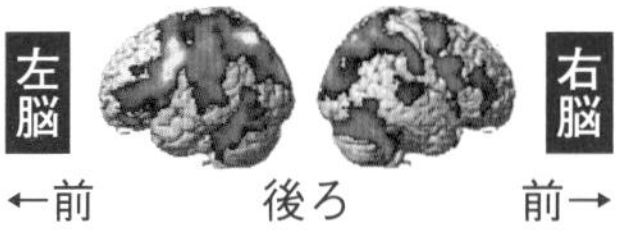

左右の脳の多くの場所が活発に働いている。前頭前野も大いに働いている。

簡単な計算問題をゆっくり解いているときの脳

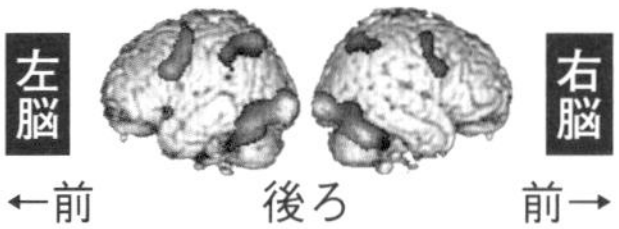

前頭前野が働いているが、できるだけ速く解くほうが脳はたくさん働く。

注意してほしいのは、難しいことをゆっくりしても脳はあまり働かないということです。あくまでも速さが重要なので、「かんたん」なほうがよいのです。**つまらなかったり、難しかったりすると、脳にいい刺激が伝わらず、前頭前野が活性化されないこともあるのです。**

また、人体に親和性のある近赤外光を当てることで前頭前野の血流を測定できる「NIRS（近赤外分光分析法）」という方法で、本書で掲載しているような漢字パズルや数字を使ったパズルを解いているときの脳の血流を測定すると、**安静時と比べて脳の血流が増加する**（＝脳が活性化している）こともわかりました。

かんたんなパズルをできるだけ速く解く。これを継続することで思考力や判断力、記憶力や計算力といった認知機能の向上が期待できるのです。

1日1ページ、脳は何歳からでも若返る！

本書には、頭の回転を速め、記憶力がよくなるばかりでなく、突発的な感情を制御する機能を上げる漢字パズルが20種類あります。

繰り返しチャレンジすることで、情報を一時的に保ちながら操作・利用するワーキングメモリの容量を増やすとともに、見聞きした情報に適切に対処する能力を鍛えることができます。

これらの効果を得るのに必要なトレーニング時間は、**10分程度で十分**です。認知症の高齢者の方々に行った「学習療法」（かんたんな計算や文字の暗唱・書き取り）でも、毎日10～15分程度のトレーニングを半年間続けることで、ＭＭＳＥ（認知機能を調べるテスト）の数値が維持されたり、ＦＡＢ（前頭葉機能を調べるテスト）では得点が5～10ポイント程度上がったりするなどの効果が確認されています。

本書は何度でも楽しく取り組めるように工夫していますが、毎日続けていると面倒に感じるようになったり、解答時間が短くならないといった「伸び悩み」の時期に入ることがあります。しかし、その後にまた、**伸びる時期が必ずやってきます。繰り返し行えば、必ずその分だけ効果があります。**あきらめずに続けることが肝心です。

さあ、脳に最適なトレーニングで「衰え知らずの脳」をつくっていきましょう！

川島隆太

1日1ページ楽しみながら脳活！
漢字ドリル120日

目次

毎日チャレンジ！　脳活漢字パズル

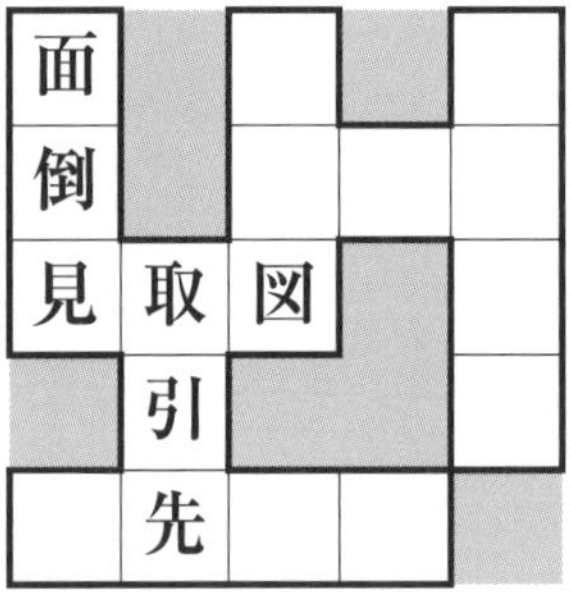

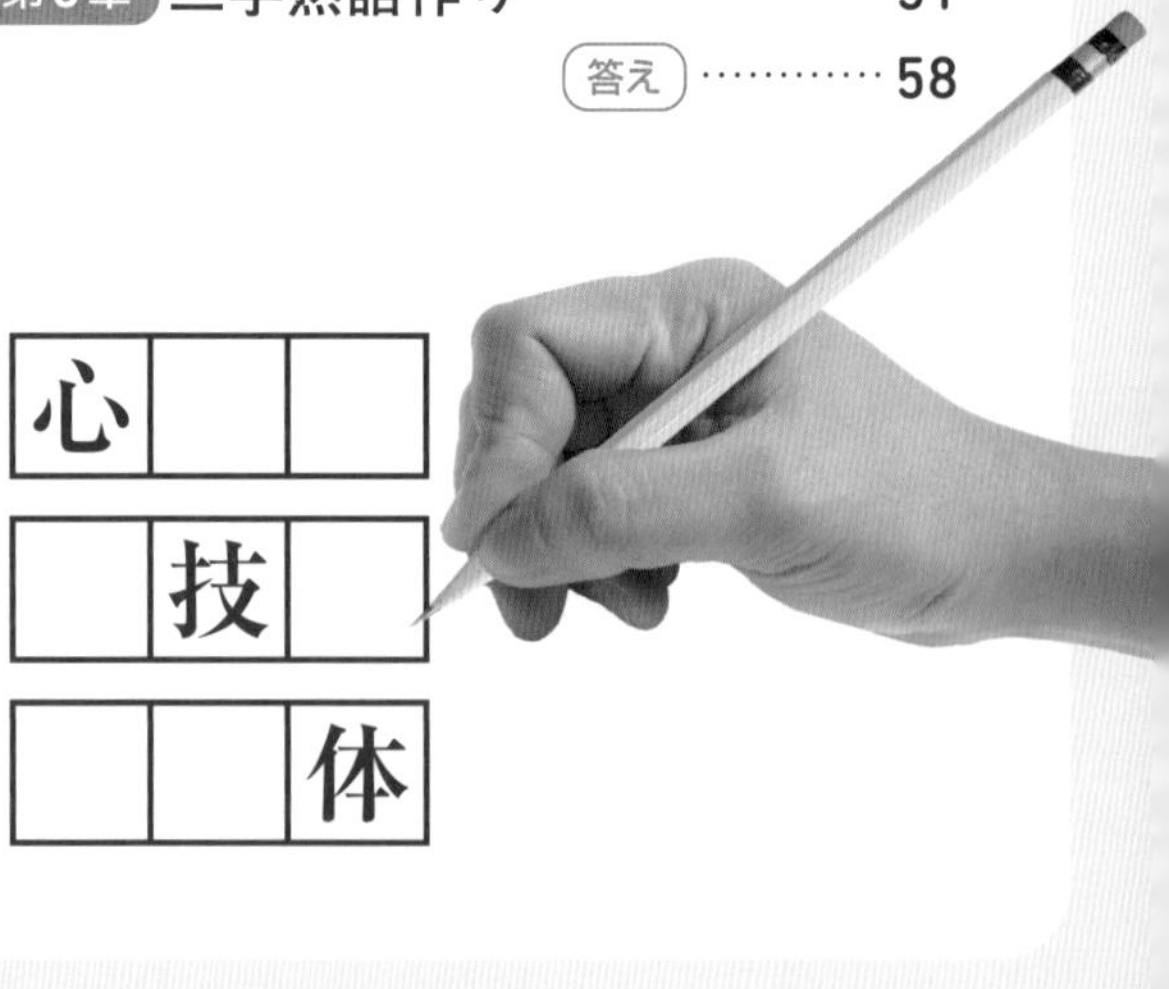

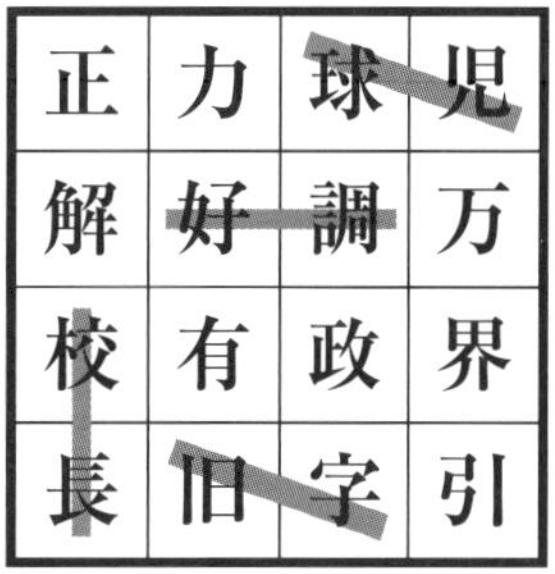

正 力 球 児
解 好 調 万
校 有 政 界
長 旧 字 引

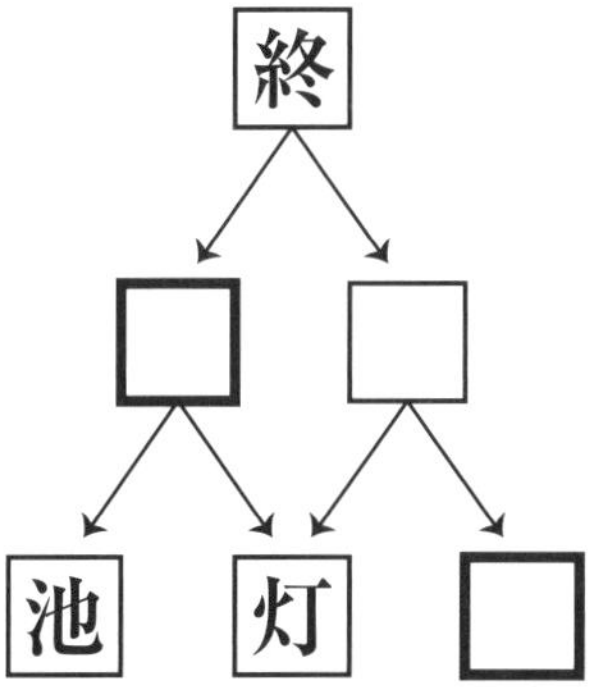

終
池
灯

前頭葉チェック

01 カウンティングテスト

まずは現在の自分の脳の働き具合をチェックしておきましょう。トレーニングを始める前に1回、その後は、トレーニングを5回行うごとに行います。

カウンティングテストとは、**1から120までの数字を、「できるだけ速く」数える**テストです。このテストで、前頭前野の総合的な働きを見ることができます。

秒単位まで計ることができる時計やストップウォッチなどを用意しましょう。また、「できるだけ速く」といっても、数字の読み方を省略せずに、きちんと発音するようにしましょう。

このテストは数学の力とも関係していると考えられています。たとえば、数え終わるまでに45秒かかった場合は中学生レベル、35秒かかった場合は高校生レベル、25秒以下であると理系の大学生レベルだと言われています。まずは一度、数え終わるのにかかる時間を計ってみて、目標タイムを決めるとよいでしょう。

自分の記録は、次のページの表に書き入れてみましょう。

繰り返しテストをするうちに、自分の努力が一目でわかるようになって、モチベーションの維持につながります。

さあ、本番です。120までの数を、なるべく速く数えましょう。

	10	20	理系大学生レベル	30	高校生レベル	40	中学生レベル	50	（秒）
月　日									
月　日									
月　日									
月　日									
月　日									
月　日									
月　日									
月　日									
月　日									
月　日									
月　日									
月　日									
月　日									
月　日									
月　日									

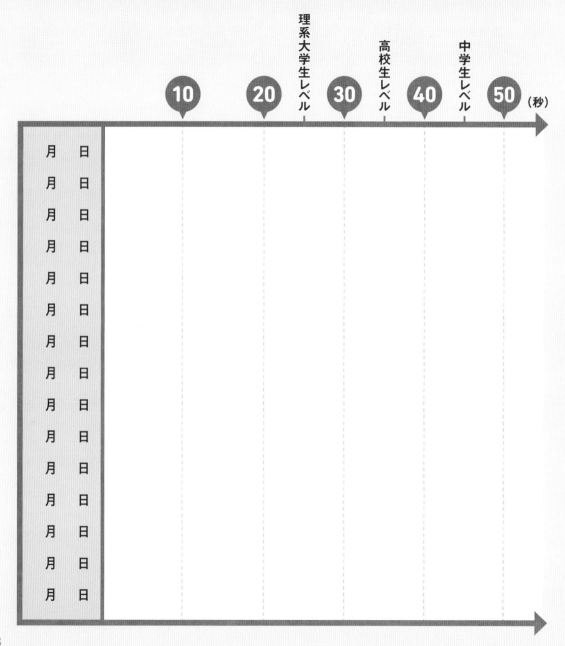

前頭葉チェック

02 ストループテスト

　左のページを見てください
　色の名前が、赤、黄色、黒、青の4色で書かれています。

　このテストでは、**色の名前ではなく、文字の色を順番に声に出して言っていきます。**

　まずは、練習してみましょう。

　次の文字の色を、左から順番に読んでください。

あお	あか	くろ	きいろ

　いかがでしょうか。

　正解は左から、「あか　きいろ　あお　くろ」です。この要領で、できるだけ速く文字の色を声に出して言っていきます。

　さあ、本番です。かかった時間を計るために、時計やストップウォッチなどを用意しましょう。開始時刻と終了時刻を書き入れ、かかった時間を記録しましょう。

開始時刻　分　秒　　終了時刻　分　秒

あか	あお	くろ	きいろ
くろ	きいろ	あか	あお
きいろ	あお	くろ	あか
あか	きいろ	くろ	あお
きいろ	あお	くろ	あか
あか	あお	きいろ	くろ
きいろ	くろ	あか	あお
くろ	あお	きいろ	あか
あか	くろ	あお	きいろ
あか	きいろ	あお	くろ

所要時刻　分　秒

前頭葉チェック

03 音読暗証テスト

左のページを見てください。

1から10まで、生き物の名前が書かれています。

これを、**はじめに音読し、次に本を伏せて、暗唱します。**

1の暗唱ができたら2を音読して暗唱する、というように、順番に行っていきましょう。

動物の名前は、順番通りに「音読→暗唱」しましょう。次のような場合では、

いぬ　さる
→

いぬ→さるという順番に「音読→暗唱」します。

このテストでは、前頭前野の短期記憶の機能を見ることができます。

また、10まで「音読→暗唱」するのにかかった時間を計るために、秒単位まで計ることができる時計や、ストップウォッチなどを用意しましょう。

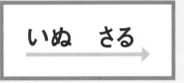

開始時刻　　分　　秒　　終了時刻　　分　　秒

1 さる、うま、らいおん

2 くま、ぱんだ、いぬ、こあら

3 かば、たぬき、りす、もぐら、うし

4 わに、ろば、きりん、いるか、しか、ねこ

5 かえる、うま、ぶた、ぞう、やぎ、きつね、さい

6 うし、りす、ねずみ、ねこ、うさぎ、とり、いぬ、くま

7 とり、かめ、ぞう、さる、かば、かえる、しか、こあら、やぎ

8 ごりら、さい、きつね、ぱんだ、いぬ、いるか、りす、かめ、わに

9 ぶた、ねこ、たぬき、らいおん、もぐら、きりん、とり、かば、ごりら

10 いるか、ねずみ、くま、ろば、しか、うま、さる、ぞう、うさぎ、ぱんだ

所要時刻　　分　　秒

本書の使い方

❶ 各問題には、解答欄が用意されていますが、直接、書き込んでもいいのですが、毎日繰り返して行うためには、解答用紙を別に用意するか、コピーするなどして使うことをおすすめします。

❷ 一度に多くのドリルをやる必要はなく、1日に1ページずつ取り組みましょう。時間を計るので、必ず秒単位まで計ることができる時計やストップウォッチなどを手元において、始めましょう。

❸ 脳を鍛えるためには、「正解・不正解」より「速さ」を意識することが大切です。ゆっくり正確に解くより、間違えてもいいから速く解くと、脳はたくさん働きます。

❹ 脳トレは、脳が最も活発に働く午前中に行うのが理想的です。また、日々のトレーニングによる向上を体感するためには、できるだけ同じ時間に行うことをおすすめします。

❺ トレーニングを行う前にきちんと食事をとりましょう。脳に栄養がまわらず、頭がぼんやりしたままでは効果半減です。また、集中しやすい静かな環境で取り組むことも大切です。テレビを見ながらや、音楽を聴きながらドリルをやっても、集中できずに脳を鍛えられないことがわかっています。周囲が騒がしいときは、耳栓を使うことをおすすめします。

❻ 問題を最後まで終えた後も、最初から繰り返し行うことが大切です。

第1章 漢字アナグラム

解き方

❶ばらばらの文字を並べ替えて、キーワードに関係する言葉をつくるパズルです。

【例題】 読み方の順番がばらばらになった「野菜の名前」を正しく並べて、リストの漢字を使い四角の横の文字数の漢字に書き直してください。

こいんだ

❷四角の横にある数字は、並べ替えた言葉を漢字にしたときの文字数です。

2文字	だいこん

❸リストから使う漢字を探し、答えを書き込みます。

2文字	大根

リスト

牛　根　参　人　大　蒡

設問 1

読み方の順番がばらばらになった「お菓子の名前」を正しく並べて、リストの漢字を使い四角の横の文字数の漢字に書き直してください。

❶ かもな
2文字

❷ したがわ
3文字

❸ がくらん
2文字

❹ わしもかち
2文字

❺ うんよいかも
3文字

❻ かこいじるな
4文字

❼ ごはんなみだ
4文字

❽ ぺこんという
3文字

リスト

芋 花 菓 雁 金 見 最 子 子 舎 汁 団
中 田 糖 柏 粉 平 綿 餅 羊 落 羹

答えは26ページ

所要時間　　分　　秒

設問 2

読み方の順番がばらばらになった「料理名」を正しく並べて、リストの漢字を使い四角の横の文字数の漢字に書き直してください。

❶しみさ
2文字

❷じんとる
2文字

❸うすいぞ
2文字

❹にどくふう
3文字

❺こんやどお
3文字

❻かにわけた
3文字

❼こんぶいりだ
3文字

❽たまごはつけん
4文字

リスト

御 根 雑 刺 子 煮 若 汁 松 親 身
炊 大 茸 竹 豆 豚 肉 飯 腐 丼 鰤

所要時間　　分　　秒

答えは26ページ

設問 3

読み方の順番がばらばらになった「場所を表す言葉」を正しく並べて、リストの漢字を使い四角の横の文字数の漢字に書き直してください。

❶ ばかさ
2文字 [　　　]

❷ だがいく
2文字 [　　　]

❸ えんがかい
3文字 [　　　]

❹ いぞんかくす
3文字 [　　　]

❺ つどうえんぶ
3文字 [　　　]

❻ うっこしょうが
3文字 [　　　]

❼ しょくえんつぶ
3文字 [　　　]

❽ きょうじゅうや
3文字 [　　　]

リスト

球 物 映 酒 動 学 園 学 園 館 場
画 植 野 小 水 大 館 場 族 物 校

答えは26ページ

所要時間　　分　　秒

設問 4

読み方の順番がばらばらになった「時を表す言葉」を正しく並べて、リストの漢字を使い四角の横の文字数の漢字に書き直してください。

❶ あたし（2文字）

❷ やしん（2文字）

❸ なかまよ（3文字）

❹ うちによび（3文字）

❺ ごみにちょう（3文字）

❻ くにがしきゅう（3文字）

❼ ちちははやじゅう（4文字）

❽ いいあじへんだ（4文字）

リスト

安 学 後 時 式 十 深 真 代 中 日 日
日 日 入 八 八 平 明 明 夜 夜 夜 曜

所要時間　　分　　秒

答えは26ページ

設問 5

読み方の順番がばらばらになった「三字熟語」を正しく並べて、リストの漢字を使い四角の横の文字数の漢字に書き直してください。

❶しばるさい

3文字

❷きけばやつ

3文字

❸こぼれんよ

3文字

❹いぶのひきた

3文字

❺ぱんだじかん

3文字

❻みなおなじさ

3文字

❼しばらくこいだ

3文字

❽ままといやだし

3文字

リスト

猿 横 居 黒 魂 芝 焼 刃 染 台 大 大
談 柱 直 馴 判 付 舞 慕 幼 恋 和 檜

答えは26ページ

所要時間　分　秒

設問 6

読み方の順番がばらばらになった「四字熟語」を正しく並べて、リストの漢字を使い四角の横の文字数の漢字に書き直してください。

❶ いしむこうへ

4文字 ［　　　　］

❷ いしきせかい

4文字 ［　　　　］

❸ どうせこういく

4文字 ［　　　　］

❹ いいばめんかよ

4文字 ［　　　　］

❺ かてんへいたい

4文字 ［　　　　］

❻ うちもだいじん

4文字 ［　　　　］

❼ うんとあくせく

4文字 ［　　　　］

❽ せいちょうにっき

4文字 ［　　　　］

リスト

悪 一 一 雨 下 回 回 起 苦 公 耕 死 私 尽 晴 生
石 戦 打 泰 鳥 天 闘 読 二 挽 平 平 無 名 網 誉

所要時間　　分　　秒　答えは26ページ

設問 1

❶ もなか／最中

❷ わたがし／綿菓子

❸ らくがん／落雁

❹ かしわもち／柏餅

❺ いもようかん／芋羊羹

❻ いなかじるこ／田舎汁粉

❼ はなみだんご／花見団子

❽ こんぺいとう／金平糖

設問 2

❶ さしみ／刺身

❷ とんじる／豚汁

❸ ぞうすい／雑炊

❹ にくどうふ／肉豆腐

❺ おやこどん／親子丼

❻ わかたけに／若竹煮

❼ ぶりだいこん／鰤大根

❽ まつたけごはん／松茸御飯

設問 3

❶ さかば／酒場

❷ だいがく／大学

❸ えいがかん／映画館

❹ すいぞくかん／水族館

❺ どうぶつえん／動物園

❻ しょうがっこう／小学校

❼ しょくぶつえん／植物園

❽ やきゅうじょう／野球場

設問 4

❶ あした／明日

❷ しんや／深夜

❸ まよなか／真夜中

❹ にちようび／日曜日

❺ みょうごにち／明後日

❻ にゅうがくしき／入学式

❼ はちじゅうはちや／八十八夜

❽ へいあんじだい／平安時代

設問 5

❶ さるしばい／猿芝居

❷ つけやきば／付焼刃

❸ よこれんぼ／横恋慕

❹ ひのきぶたい／檜舞台

❺ じかだんぱん／直談判

❻ おさななじみ／幼馴染

❼ だいこくばしら／大黒柱

❽ やまとだましい／大和魂

設問 6

❶ こうへいむし／公平無私

❷ きしかいせい／起死回生

❸ せいこううどく／晴耕雨読

❹ めいよばんかい／名誉挽回

❺ てんかたいへい／天下泰平

❻ いちもうだじん／一網打尽

❼ あくせんくとう／悪戦苦闘

❽ いっせきにちょう／一石二鳥

第2章 同音漢字プレース

解き方

❶□に漢字を入れて三字熟語を作るパズルです。各問題にある2つの□には同じ読みの漢字が入ります。

【例題】

寝□月
(　　　)
□負師
(　　　)

❷□に同じ読みの漢字が入ることをヒントに、三字熟語の読みを(　)に書き込みます。

寝□月
(ねしょうがつ)
□負師
(しょうぶし)

❸□に当てはまる漢字をリストの中から探して答えを書き込みます。

寝正月
(ねしょうがつ)
勝負師
(しょうぶし)

リスト

小 中 正 負 有 勝 点

設問1

各問題の2つの□には同じ読みの漢字が入ります。読み方をカッコに書き込み、それぞれの□に入る漢字をリストの中から選んでください。

❶

七変□
（　　　　）
□科医
（　　　　）

❷

八□菜
（　　　　）
豆鉄□
（　　　　）

❸

九官□
（　　　　）
几□面
（　　　　）

❹

百□相
（　　　　）
□許証
（　　　　）

❺

千秋□
（　　　　）
□語家
（　　　　）

❻

万華□
（　　　　）
徒□走
（　　　　）

リスト

面	落	砲	競	帳	外
宝	鳥	楽	化	鏡	免

答えは34ページ

所要時間　　分　　秒

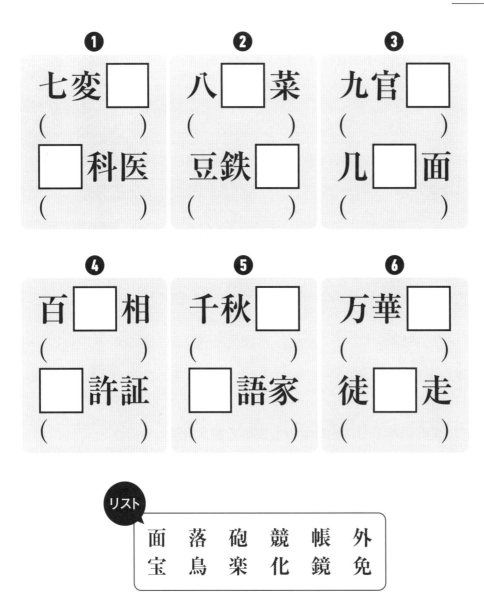

設問2

各問題の2つの□には同じ読みの漢字が入ります。読み方をカッコに書き込み、それぞれの□に入る漢字をリストの中から選んでください。

1

二□流
（　　　）
甘納□
（　　　）

2

芸□人
（　　　）
□味噌
（　　　）

3

空□気
（　　　）
情報□
（　　　）

4

素□人
（　　　）
□婆心
（　　　）

5

生□気
（　　　）
□丈高
（　　　）

6

無□情
（　　　）
下馬□
（　　　）

リスト

元	豆	表	老	脳	刀
意	能	源	評	居	浪

所要時間　　分　　秒　答えは34ページ

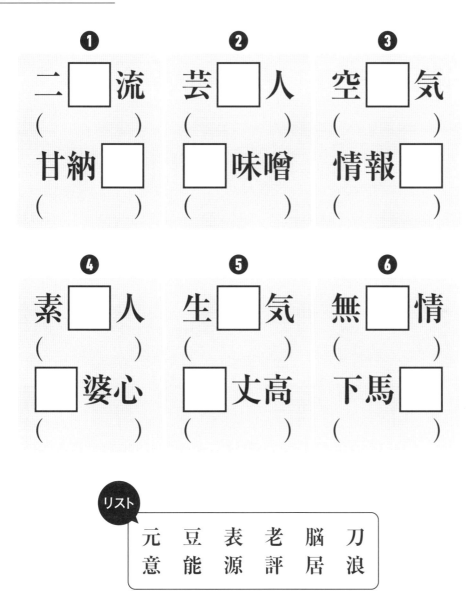

設問 3

各問題の2つの□には同じ読みの漢字が入ります。読み方をカッコに書き込み、それぞれの□に入る漢字をリストの中から選んでください。

❶

水□羹
（　　　　）
美□院
（　　　　）

❷

盲導□
（　　　　）
□修医
（　　　　）

❸

類人□
（　　　　）
□出家
（　　　　）

❹

白□隊
（　　　　）
大太□
（　　　　）

❺

□鈴薯
（　　　　）
風呂□
（　　　　）

❻

養□場
（　　　　）
□屋街
（　　　　）

リスト

虎　馬　豚　羊　猿　犬
演　容　研　問　鼓　場

答えは34ページ

所要時間　　分　　秒

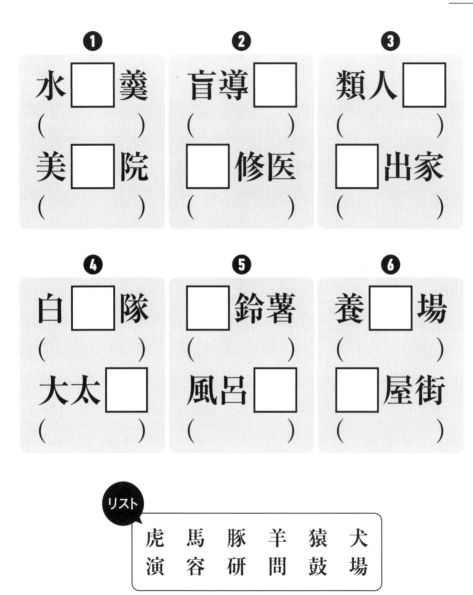

設問 4

各問題の2つの□には同じ読みの漢字が入ります。読み方をカッコに書き込み、それぞれの□に入る漢字をリストの中から選んでください。

❶

大□柱
（　　　）
中立□
（　　　）

❷

葉□素
（　　　）
持久□
（　　　）

❸

□十字
（　　　）
優先□
（　　　）

❹

□金比
（　　　）
□接間
（　　　）

❺

蛋□質
（　　　）
心□数
（　　　）

❻

□少年
（　　　）
天王□
（　　　）

リスト

赤	白	青	黄	緑	黒
力	星	国	席	応	拍

所要時間　　分　　秒　答えは34ページ

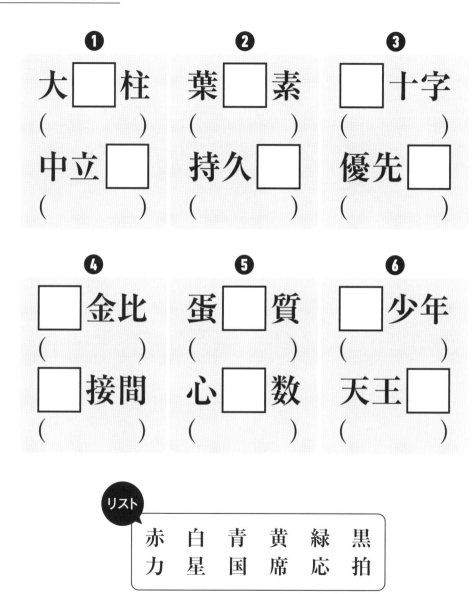

設問5

各問題の2つの□には同じ読みの漢字が入ります。読み方をカッコに書き込み、それぞれの□に入る漢字をリストの中から選んでください。

❶

□曜日
（　　）
一□散
（　　）

❷

□物園
（　　）
大□漢
（　　）

❸

大歓□
（　　）
□術品
（　　）

❹

□道部
（　　）
超特□
（　　）

❺

□妻家
（　　）
泥仕□
（　　）

❻

□学生
（　　）
白□夢
（　　）

リスト

合	芸	中	急	木	食
目	弓	愛	植	昼	迎

答えは34ページ

所要時間　　分　　秒

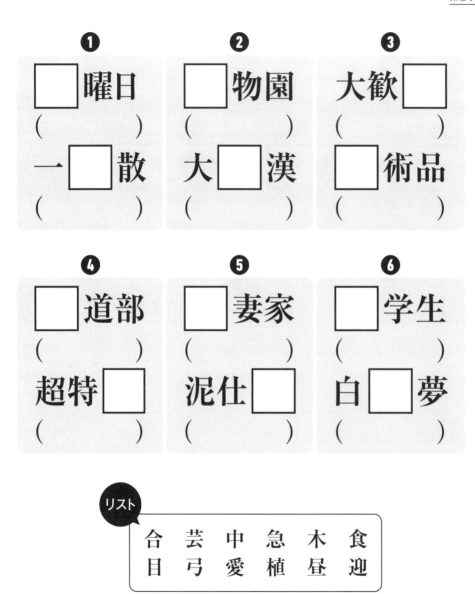

設問6

各問題の2つの□には同じ読みの漢字が入ります。読み方をカッコに書き込み、それぞれの□に入る漢字をリストの中から選んでください。

❶

人□劇
（　　　　）
□固剤
（　　　　）

❷

身支□
（　　　　）
贅□品
（　　　　）

❸

丼勘□
（　　　　）
□夜灯
（　　　　）

❹

百万□
（　　　　）
□彩色
（　　　　）

❺

世間□
（　　　　）
師□愛
（　　　　）

❻

出□帳
（　　　　）
句□点
（　　　　）

リスト

石	読	定	体	凝	度
形	常	弟	沢	極	納

所要時間　　分　　秒

答えは34ページ

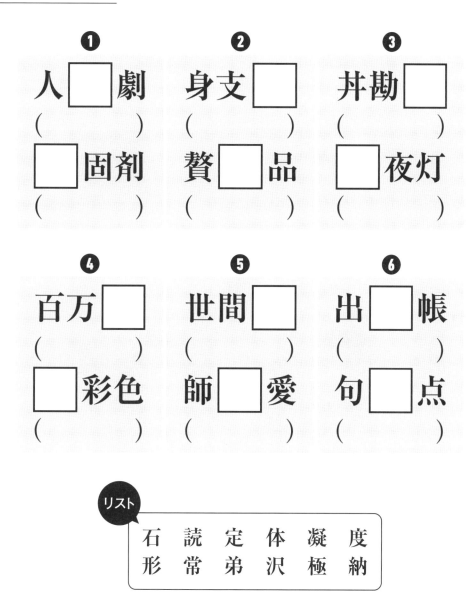

設問1

❶
七変化
(しちへんげ)
外科医
(げかい)

❷
八宝菜
(はっぽうさい)
豆鉄砲
(まめでっぽう)

❸
九官鳥
(きゅうかんちょう)
几帳面
(きちょうめん)

❹
百面相
(ひゃくめんそう)
免許証
(めんきょしょう)

❺
千秋楽
(せんしゅうらく)
落語家
(らくごか)

❻
万華鏡
(まんげきょう)
徒競走
(ときょうそう)

設問2

❶
二刀流
(にとうりゅう)
甘納豆
(あまなっとう)

❷
芸能人
(げいのうじん)
脳味噌
(のうみそ)

❸
空元気
(からげんき)
情報源
(じょうほうげん)

❹
素浪人
(すろうにん)
老婆心
(ろうばしん)

❺
生意気
(なまいき)
居丈高
(いたけだか)

❻
無表情
(むひょうじょう)
下馬評
(げばひょう)

設問3

❶
水羊羹
(みずようかん)
美容院
(びよういん)

❷
盲導犬
(もうどうけん)
研修医
(けんしゅうい)

❸
類人猿
(るいじんえん)
演出家
(えんしゅつか)

❹
白虎隊
(びゃっこたい)
大太鼓
(おおだいこ)

❺
馬鈴薯
(ばれいしょ)
風呂場
(ふろば)

❻
養豚場
(ようとんじょう)
問屋街
(とんやがい)

設問4

❶
大黒柱
(だいこくばしら)
中立国
(ちゅうりつこく)

❷
葉緑素
(ようりょくそ)
持久力
(じきゅうりょく)

❸
赤十字
(せきじゅうじ)
優先席
(ゆうせんせき)

❹
黄金比
(おうごんひ)
応接間
(おうせつま)

❺
蛋白質
(たんぱくしつ)
心拍数
(しんぱくすう)

❻
青少年
(せいしょうねん)
天王星
(てんのうせい)

設問5

❶
木曜日
(もくようび)
一目散
(いちもくさん)

❷
植物園
(しょくぶつえん)
大食漢
(たいしょくかん)

❸
大歓迎
(だいかんげい)
芸術品
(げいじゅつひん)

❹
弓道部
(きゅうどうぶ)
超特急
(ちょうとっきゅう)

❺
愛妻家
(あいさいか)
泥仕合
(どろじあい)

❻
中学生
(ちゅうがくせい)
白昼夢
(はくちゅうむ)

設問6

❶
人形劇
(にんぎょうげき)
凝固剤
(ぎょうこざい)

❷
身支度
(みじたく)
贅沢品
(ぜいたくひん)

❸
丼勘定
(どんぶりかんじょう)
常夜灯
(じょうやとう)

❹
百万石
(ひゃくまんごく)
極彩色
(ごくさいしき)

❺
世間体
(せけんてい)
師弟愛
(していあい)

❻
出納帳
(すいとうちょう)
句読点
(くとうてん)

第3章 四字熟語シークワーズ

解き方

❶漢字の並んだマスの中から、リストにある四字熟語をタテ、ヨコ、ナナメに、一直線で探すパズルです。

【例題】

千	載	一	遇	一
差	万	林	日	波
万	火	千	及	風
別	秋	効	止	山
因	果	応	報	笑

リスト

一日千秋　因果応報
笑止千万　千差万別
千載一遇　波及効果

❷上から下、下から上、左から右、右から左、いろいろな方向に探してください。一つの漢字を何回使ってもかまいません。

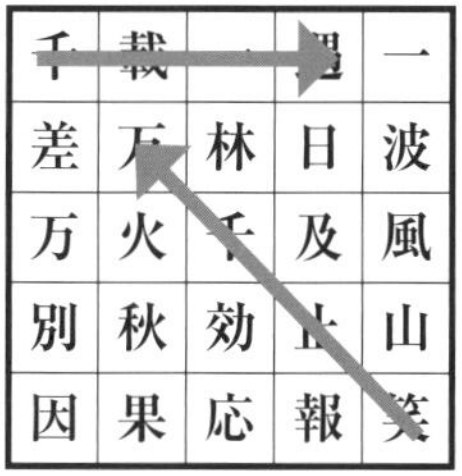

❸最後に残った漢字でできる四字熟語を答えます。

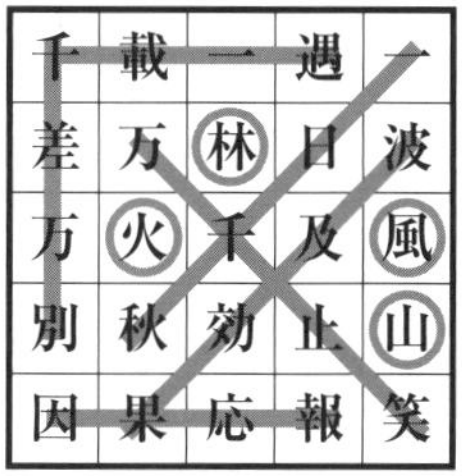

答え：風林火山

設問 1

枠内にはリストにある四字熟語がタテ、ヨコ、ナナメに一直線で隠れています。すべてを探し出し、最後に残る漢字でできる四字熟語を答えてください。

柔	事	長	者	番	付
軟	記	者	会	見	金
体	面	四	正	徒	年
操	三	分	捨	目	生
八	腑	六	臓	五	厚
赤	道	直	下	腹	入

答え

リスト

赤道直下	三面記事	五臓六腑	四捨五入	長者番付
記者会見	生徒会長	柔軟体操	正四面体	厚生年金

答えは42ページ
所要時間　　分　　秒

設問 2

枠内にはリストにある四字熟語がタテ、ヨコ、ナナメに一直線で隠れています。すべてを探し出し、最後に残る漢字でできる四字熟語を答えてください。

腸	出	線	前	冷	寒
指	立	入	禁	止	中
二	人	三	脚	途	水
十	芸	間	半	神	泳
鬼	道	端	国	規	没
陸	大	極	南	宝	管

答え

リスト

三半規管　二人三脚　中途半端　寒中水泳　十二指腸
人間国宝　大道芸人　立入禁止　寒冷前線　南極大陸

所要時間　　分　　秒　答えは42ページ

設問 3

枠内にはリストにある四字熟語がタテ、ヨコ、ナナメに一直線で隠れています。すべてを探し出し、最後に残る漢字でできる四字熟語を答えてください。

健	本	力	書	全	法	六
康	得	視	全	安	内	家
診	所	体	挙	通	喜	庭
断	労	動	半	交	色	円
通	不	信	音	即	満	満
審	半	柔	是	日	面	島
疑	列	空	優	勝	劣	敗

答え

リスト

喜色満面　半信半疑　優勝劣敗　交通安全　六法全書
家内安全　音信不通　健康診断　優柔不断　家庭円満
不労所得　動体視力　挙動不審　色即是空

答えは42ページ

所要時間　　分　　秒

設問4

枠内にはリストにある四字熟語がタテ、ヨコ、ナナメに一直線で隠れています。すべてを探し出し、最後に残る漢字でできる四字熟語を答えてください。

意	気	投	合	格	発	表
確	定	申	告	化	裏	開
入	文	測	周	一	界	世
場	奇	天	体	観	測	論
無	想	頭	低	身	平	調
料	天	気	予	報	明	査
場	外	乱	闘	苦	戦	悪

答え

リスト

悪戦苦闘　奇想天外　平身低頭　世論調査　場外乱闘
天気予報　身体測定　天体観測　表裏一体　入場無料
合格発表　意気投合　確定申告　世界一周

所要時間　　分　　秒　答えは42ページ

設問5

枠内にはリストにある四字熟語がタテ、ヨコ、ナナメに一直線で隠れています。すべてを探し出し、最後に残る漢字でできる四字熟語を答えてください。

足	停	失	得	害	利	孤	絶
自	画	自	賛	車	立	行	体
給	業	有	名	無	実	以	絶
自	各	起	援	言	乱	心	命
由	馬	死	不	老	不	伝	懸
自	耳	回	駅	平	心	心	所
在	東	生	不	代	一	世	一
順	風	満	帆	暴	飲	暴	食

答え

リスト

以心伝心　一所懸命　一心不乱　一世一代　起死回生
孤立無援　自画自賛　自給自足　自業自得　自由自在
順風満帆　絶体絶命　馬耳東風　不言実行　不平不満
不老不死　暴飲暴食　有名無実　利害得失

答えは42ページ

所要時間　　分　　秒

設問 6

枠内にはリストにある四字熟語がタテ、ヨコ、ナナメに一直線で隠れています。すべてを探し出し、最後に残る漢字でできる四字熟語を答えてください。

貫	一	始	終	始	部	一	大
転	音	同	口	異	伝	棒	公
歩	一	網	打	尽	小	舟	明
独	刀	機	敵	針	免	同	正
立	両	大	心	不	鳥	越	大
独	断	専	行	二	胆	呉	義
油	意	火	石	光	電	大	名
一	皆	一	念	発	起	許	分

答え　□□□□

リスト

異口同音　一意専心　一念発起　一部始終　一網打尽
一石二鳥　一刀両断　公明正大　呉越同舟　終始一貫
心機一転　針小棒大　大義名分　大胆不敵　大同小異
電光石火　独断専行　独立独歩　油断大敵

所要時間　　分　　秒　答えは42ページ

設問 1

柔	事	長	者	番	付
軟	記	者	会	見	金
体	面	四	正	徒	年
操	三	分	捨	目	生
八	腑	六	臓	五	厚
赤	道	直	下	腹	入

答え 腹 八 分 目

設問 2

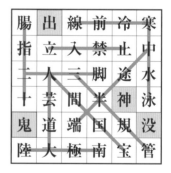

腸	出	線	前	冷	寒
指	立	入	禁	止	中
二	人	三	脚	途	水
十	芸	間	半	神	泳
鬼	道	端	国	規	没
陸	大	極	南	宝	管

答え 神 出 鬼 没

設問 3

健	本	力	書	全	法	六
康	得	視	全	安	内	家
診	所	体	挙	通	喜	庭
断	労	動	半	交	色	円
通	不	信	音	即	満	満
審	半	柔	是	日	面	島
疑	列	空	優	勝	劣	敗

答え 日 本 列 島

設問 4

意	気	投	合	格	発	表
確	定	申	告	化	裏	開
入	文	測	周	一	界	世
場	奇	天	体	観	測	論
無	想	頭	低	身	平	調
料	天	気	予	報	明	査
場	外	乱	闘	苦	戦	悪

答え 文 明 開 化

設問 5

足	停	失	得	害	利	孤	絶
白	画	自	賛	車	立	行	体
給	業	有	名	無	実	以	絶
自	各	起	援	言	乱	心	命
由	馬	死	不	老	不	伝	懸
自	耳	回	駅	平	心	心	所
在	東	生	不	代	一	世	一
順	風	満	帆	暴	飲	暴	食

答え 各 駅 停 車

設問 6

貫	一	始	終	始	部	一	大
転	音	同	口	異	伝	棒	公
歩	一	網	打	尽	小	舟	明
独	刀	機	敵	針	免	同	正
立	両	大	心	不	鳥	越	大
独	断	専	行	二	胆	呉	義
油	意	火	石	光	電	大	名
一	皆	一	念	発	起	許	分

答え 免 許 皆 伝

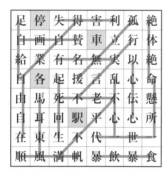

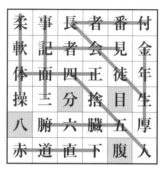

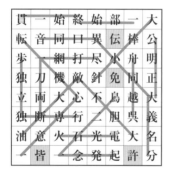

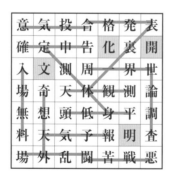

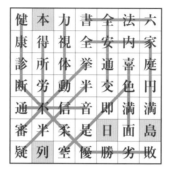

第4章

裏返し漢字まちがい探し

解き方

❶裏返しにした四字熟語の中にあるおかしなところを探すパズルです。

【例題】

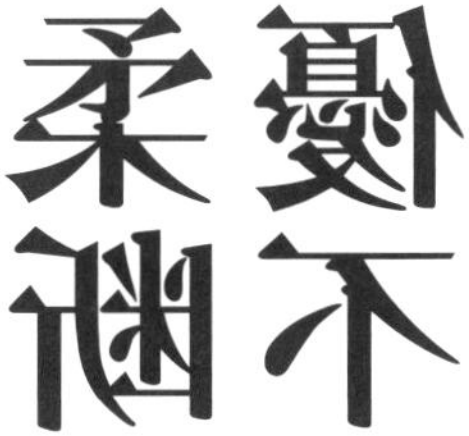

❷頭の中で、下のように正しい向きにしたときと比べます。

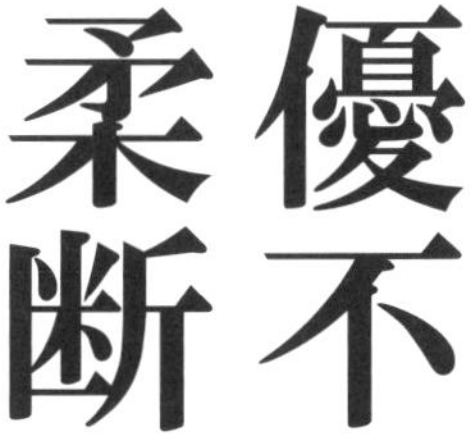

❸この問題では「柔」の上の向きが、問題で元のままです。この部分が答えになります。

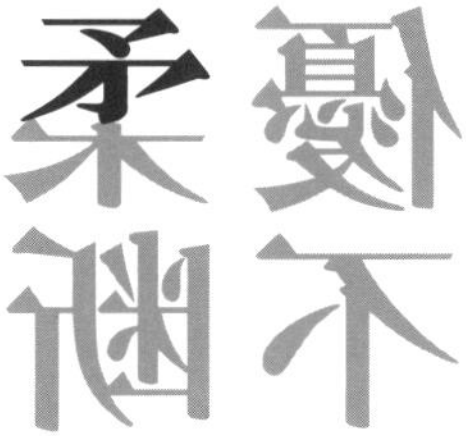

設問 1

裏返しになった四字熟語の中に、正しい向きにまちがっている漢字があります。どの漢字のどの部分か答えてください。

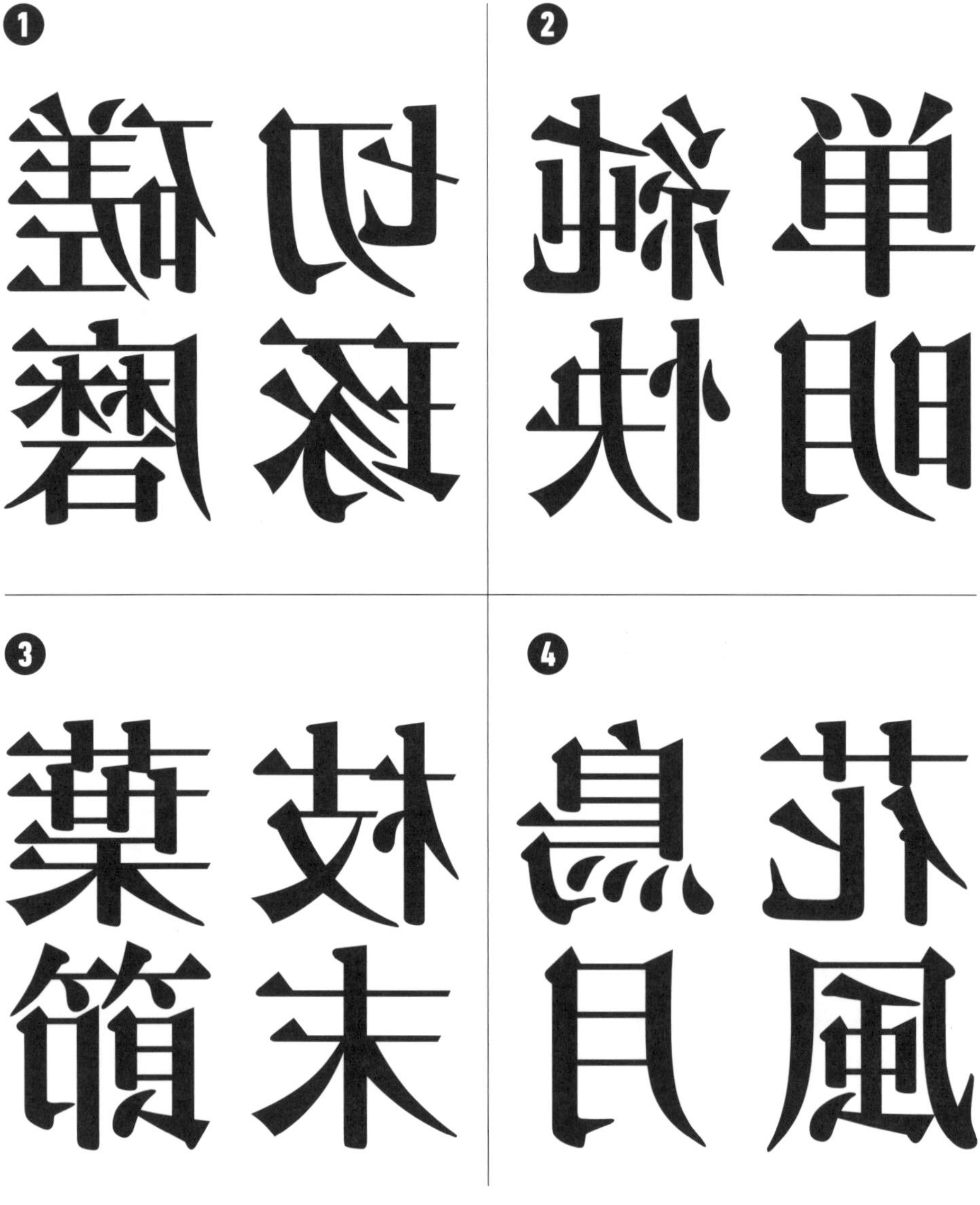

答えは50ページ

所要時間　　分　　秒

設問2

裏返しになった四字熟語の中に、正しい向きにしたときにまちがっている漢字があります。どの漢字のどの部分か答えてください。

❶

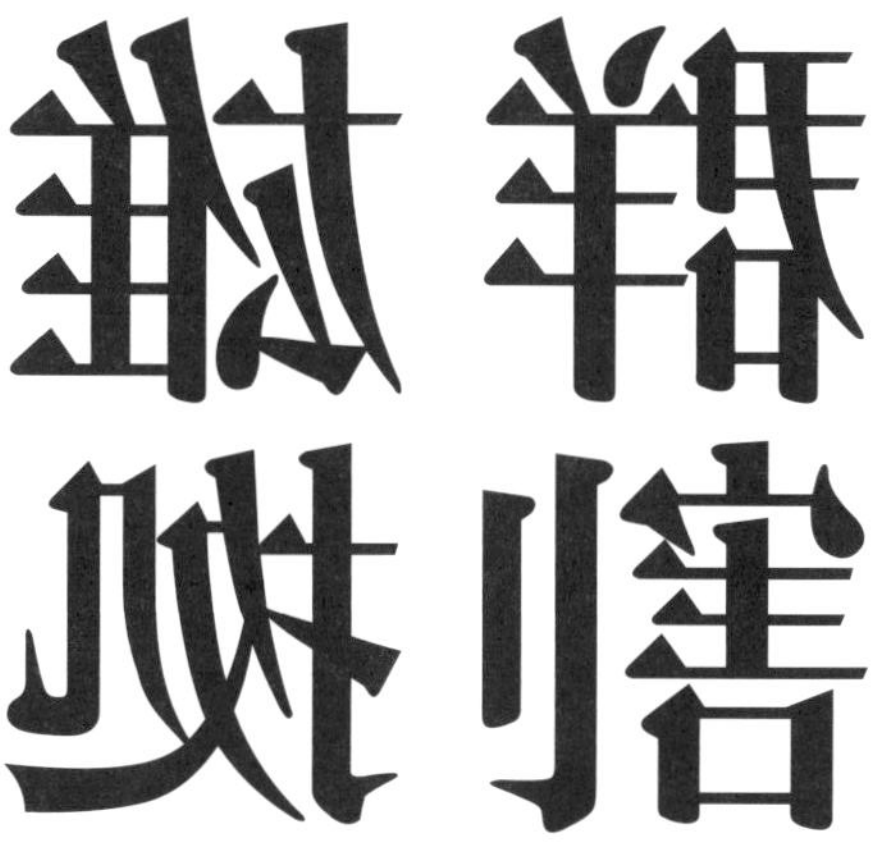

❷

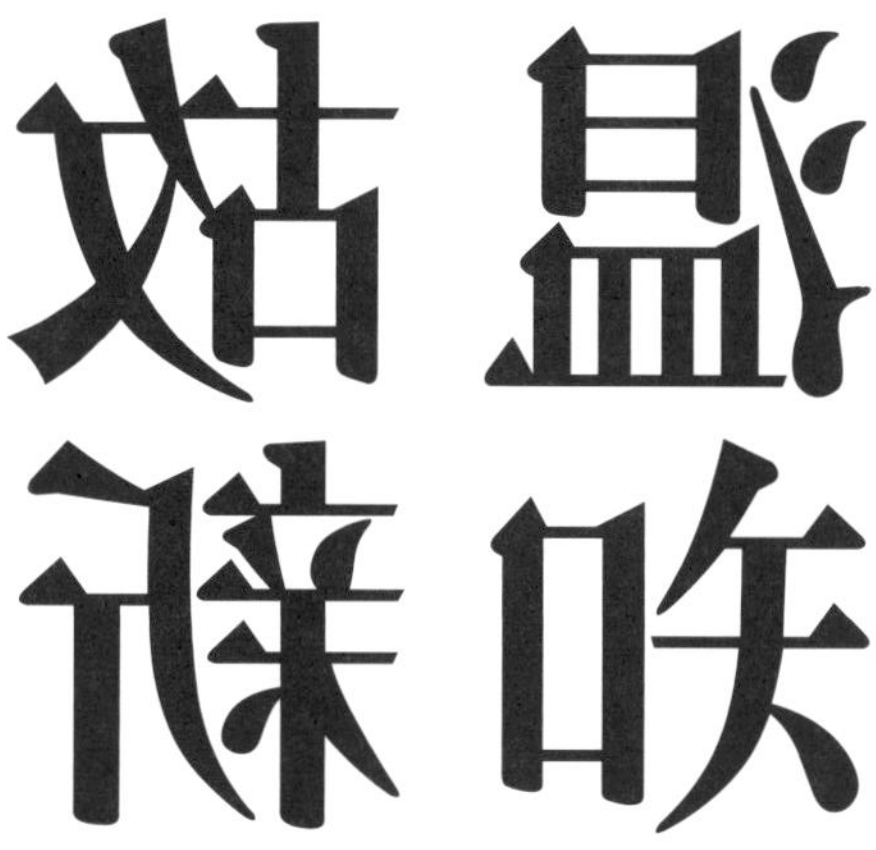

❸

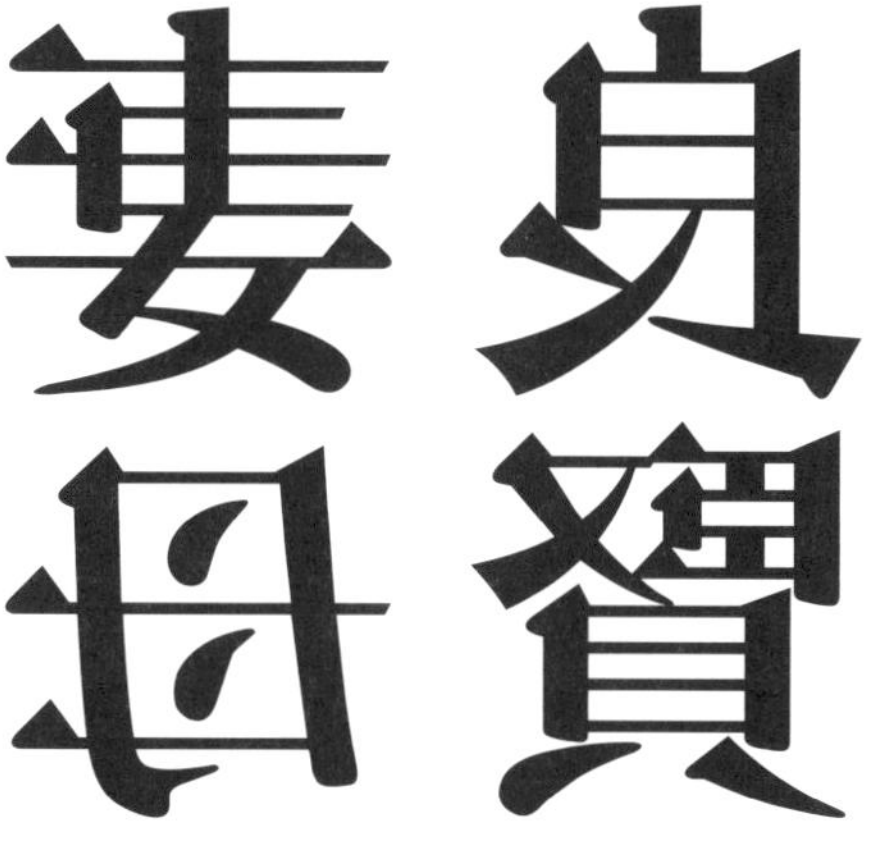

❹

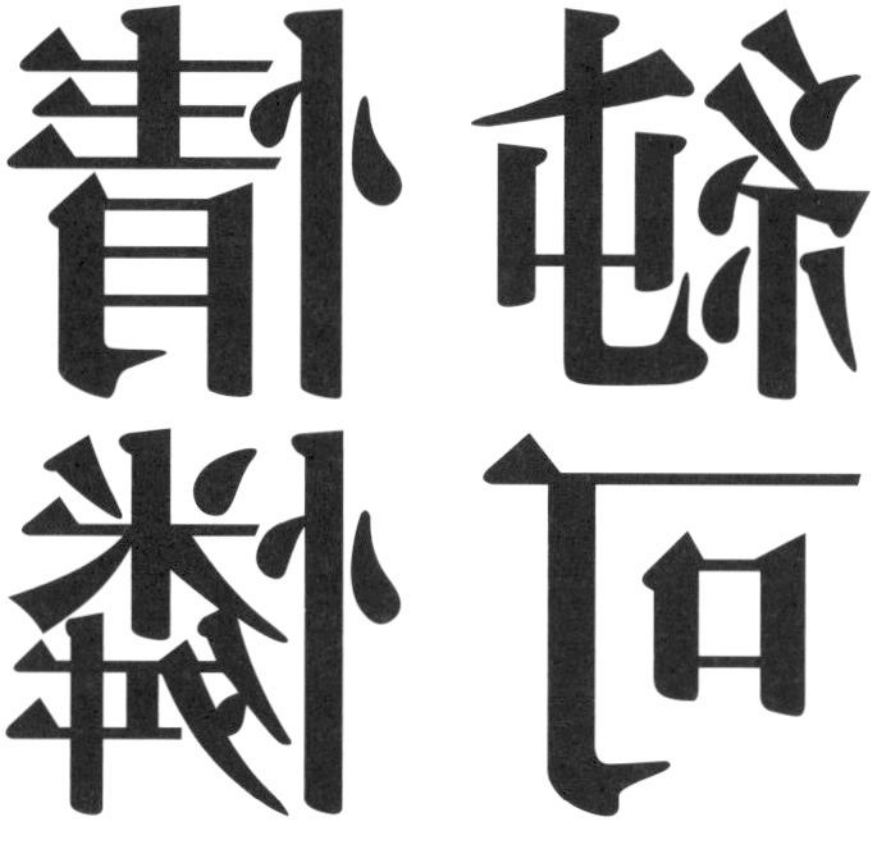

所要時間　　分　　秒

答えは50ページ

設問 3

裏返しになった四字熟語の中に、正しい向きにしたときにまちがっている漢字があります。どの漢字のどの部分か答えてください。

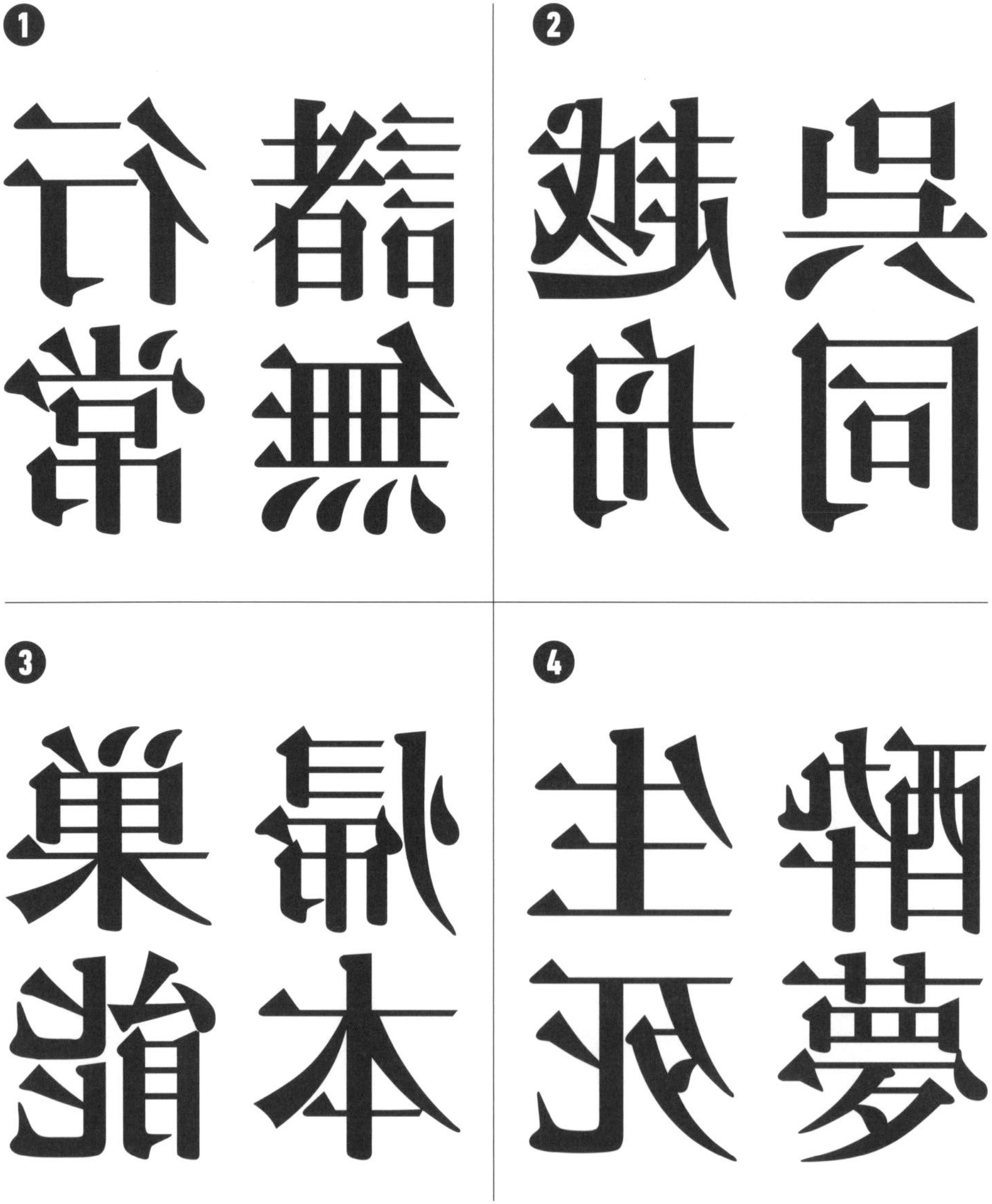

答えは50ページ

所要時間　　分　　秒

設問 4

裏返しになった四字熟語の中に、正しい向きにしたときにまちがっている漢字があります。どの漢字のどの部分か答えてください。

1

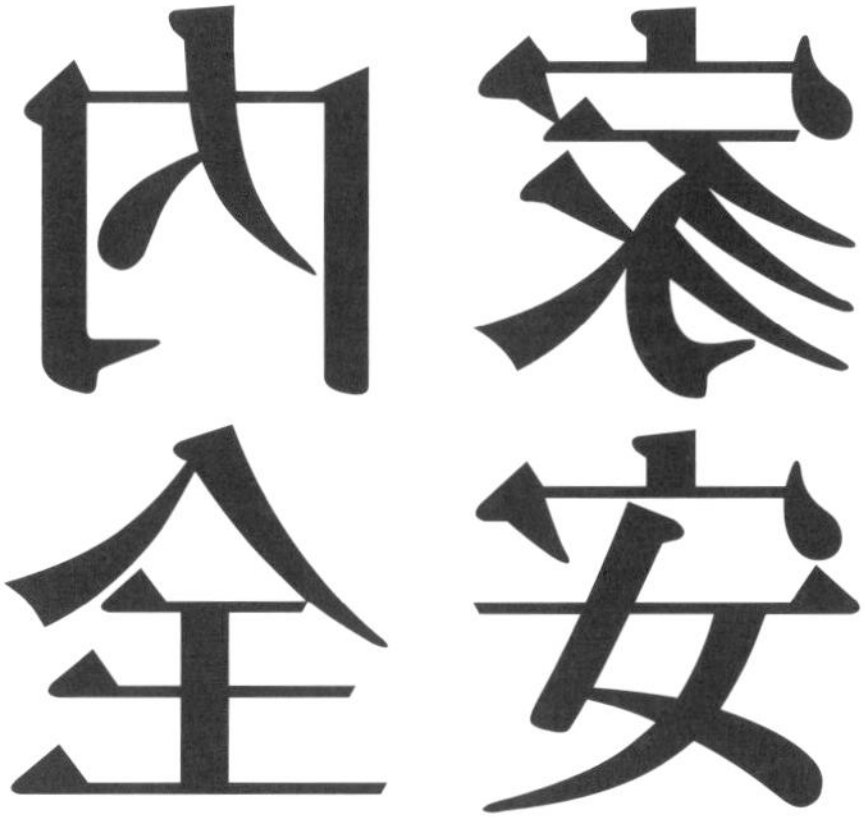

2

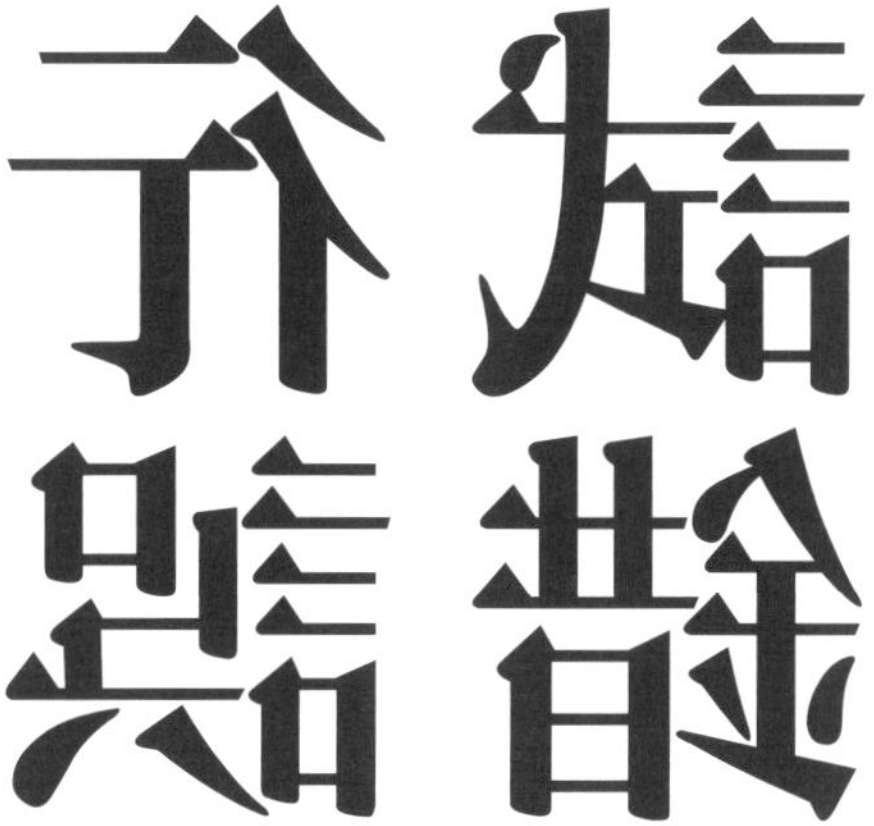

3

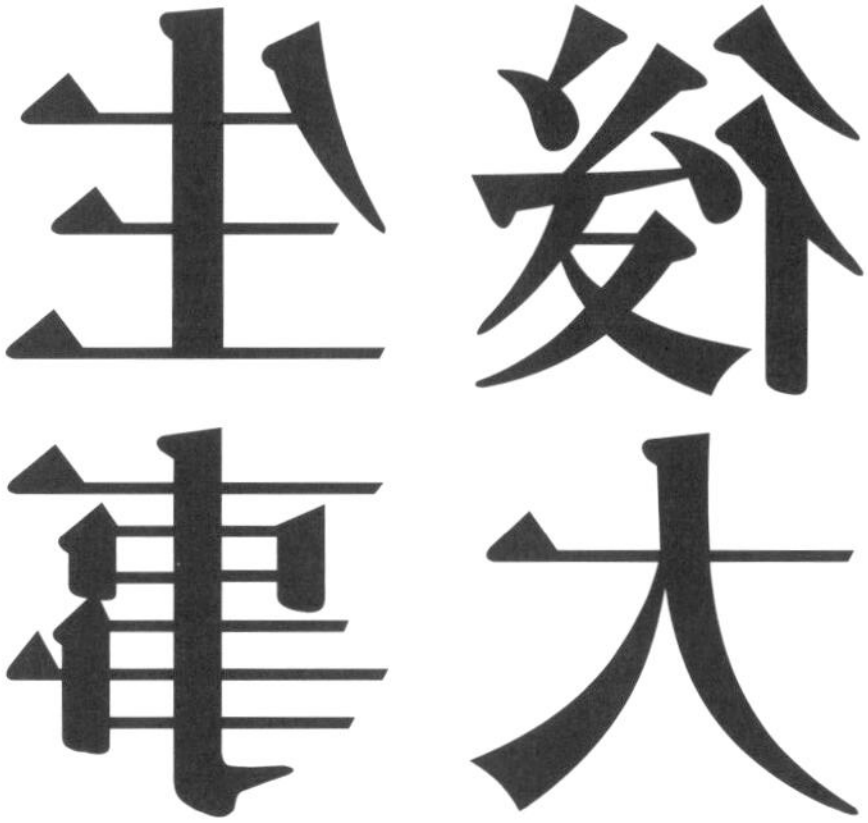

4

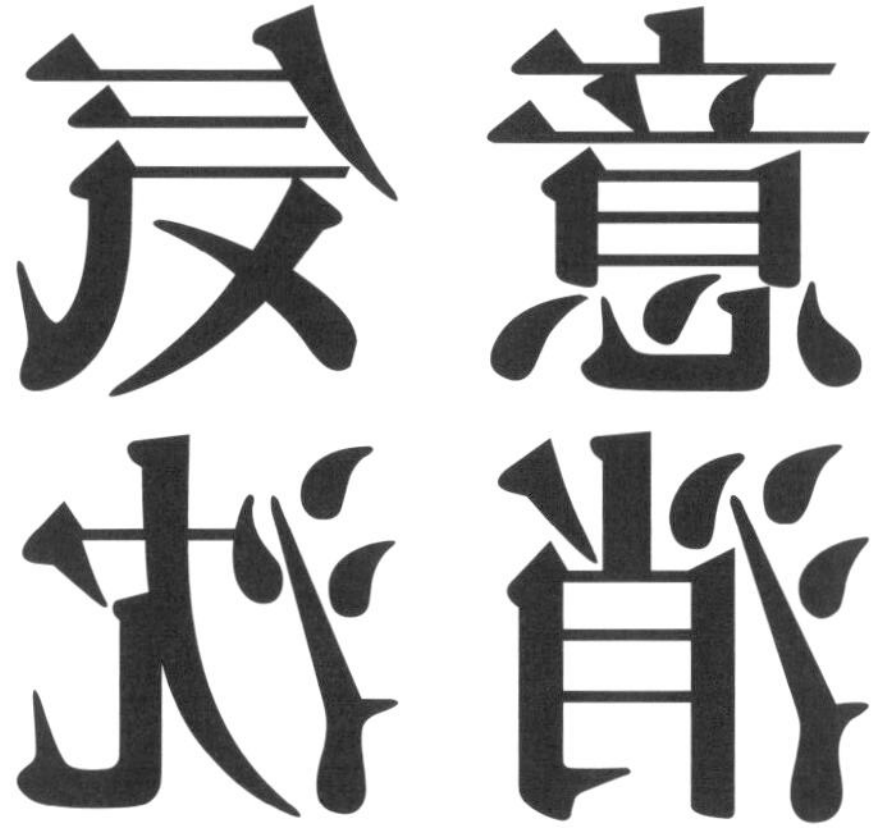

所要時間　　分　　秒　答えは50ページ

設問 5

裏返しになった四字熟語の中に、正しい向きにしたときにまちがっている漢字があります。どの漢字のどの部分か答えてください。

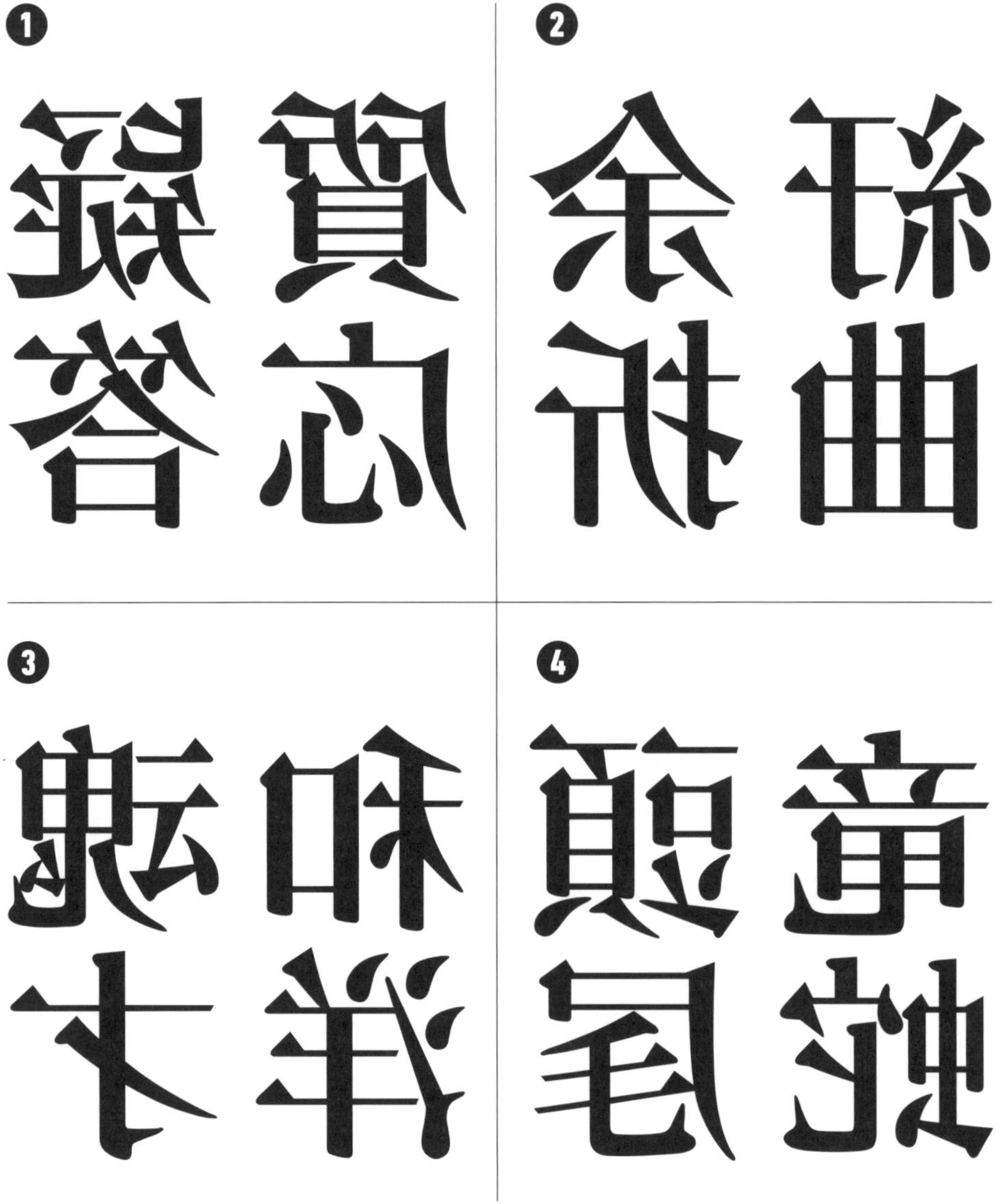

答えは50ページ

所要時間　　分　　秒

設問 6

裏返しになった四字熟語の中に、正しい向きにしたときにまちがっている漢字があります。どの漢字のどの部分か答えてください。

1

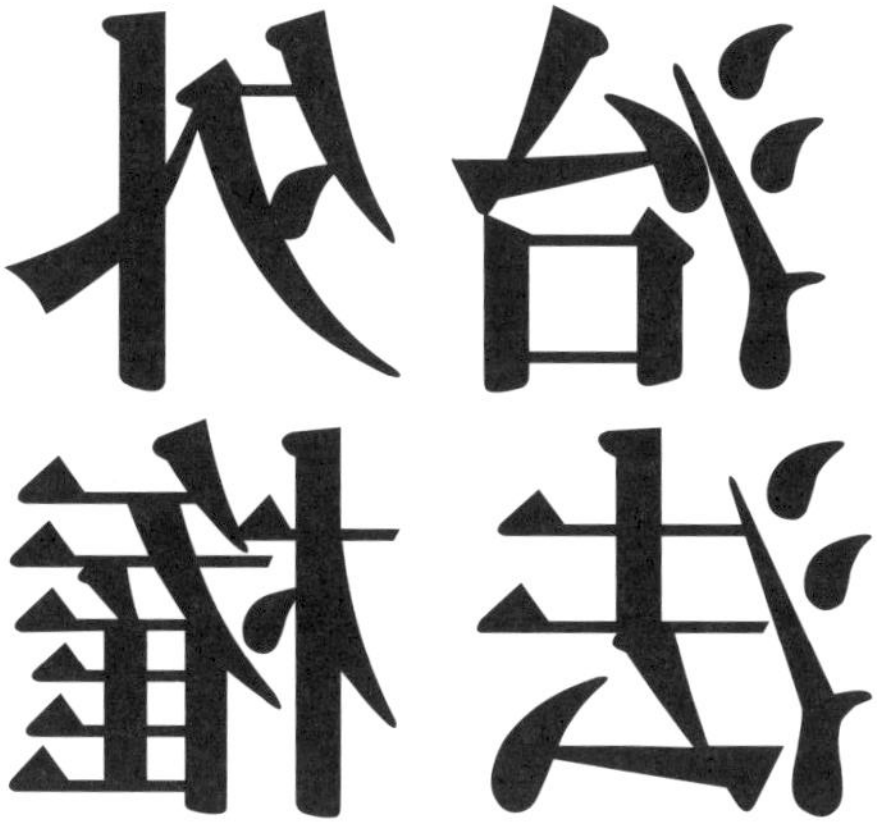

2

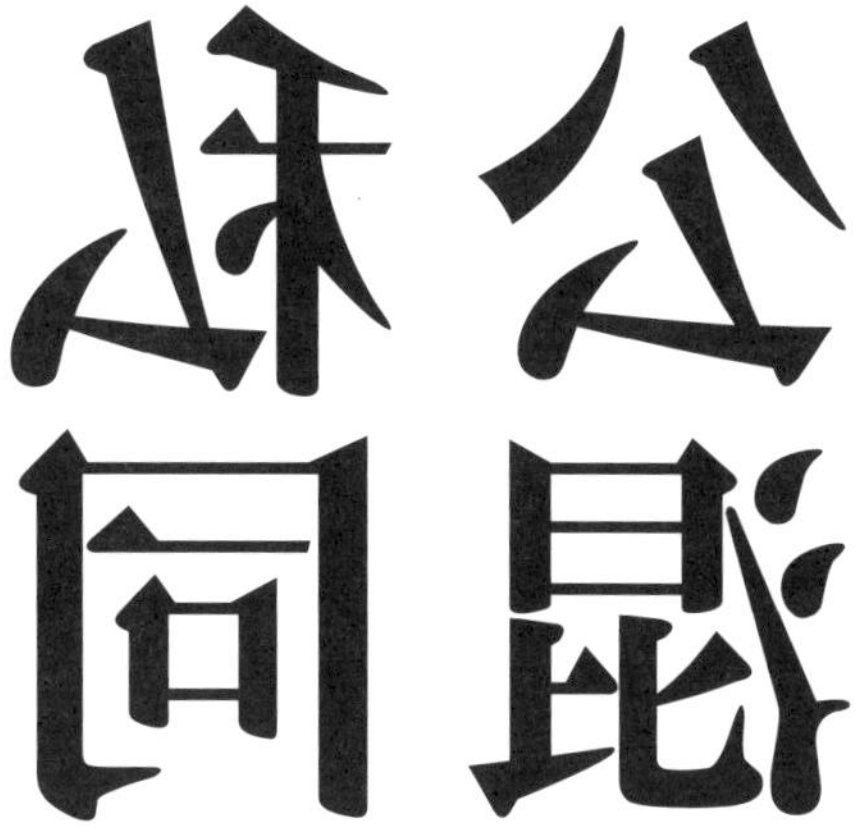

3

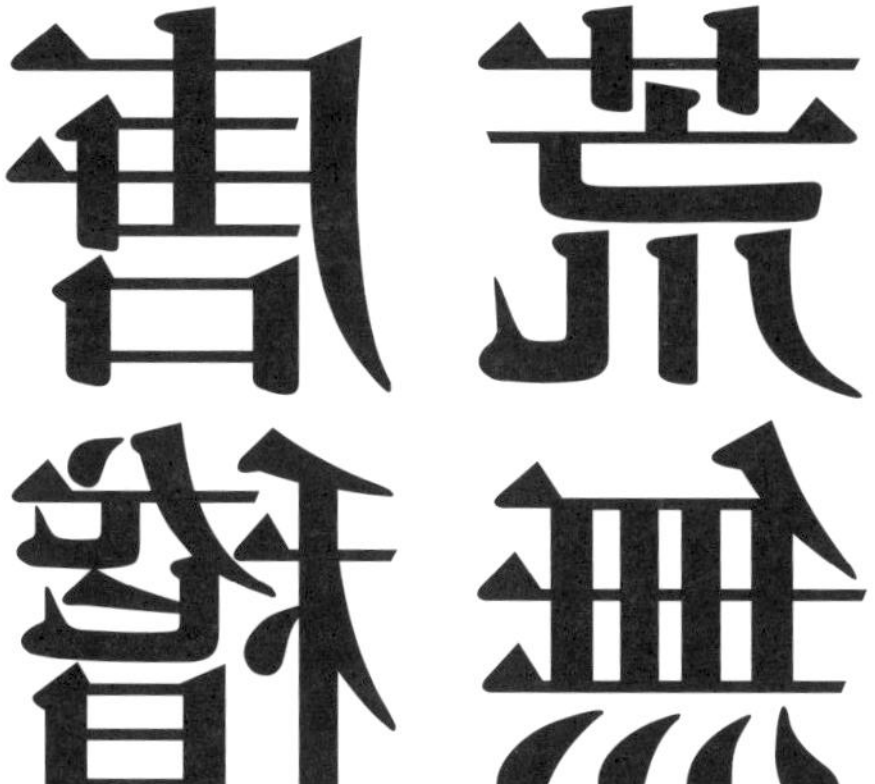

4

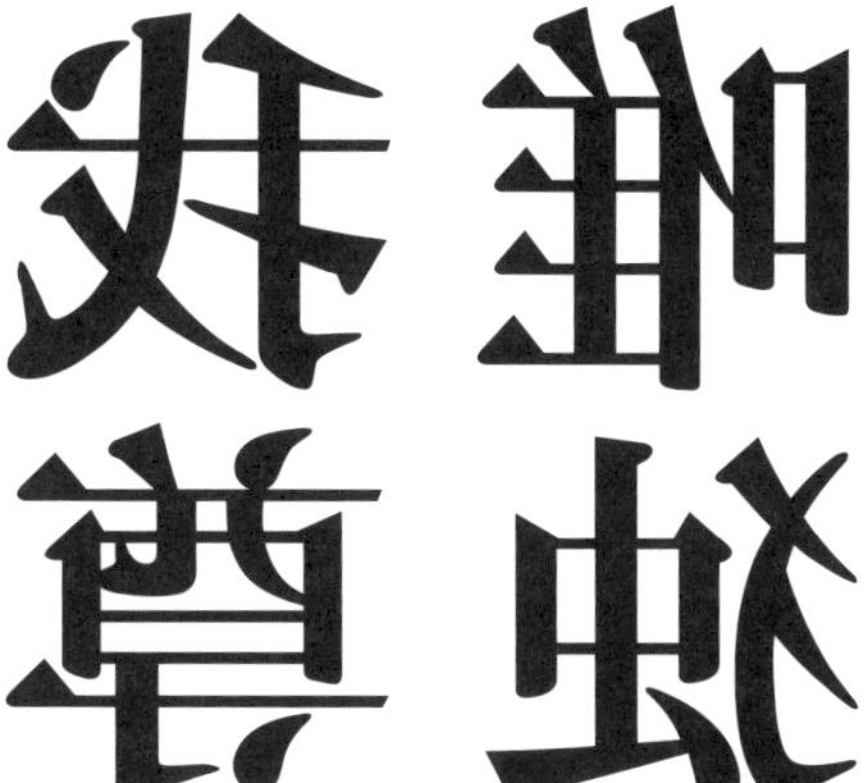

所要時間　　分　　秒

答えは50ページ

設問 1

❶ 切磋琢磨

❷ 単純明快

❸ 枝葉末節

❹ 花鳥風月

設問 2

❶ 群雄割拠

❷ 温故知新

❸ 良妻賢母

❹ 純情可憐

設問 3

❶ 諸行無常

❷ 呉越同舟

❸ 帰巣本能

❹ 酔生夢死

設問 4

❶ 家内安全

❷ 試行錯誤

❸ 後生大事

❹ 意気消沈

設問 5

❶ 質疑応答

❷ 紆余曲折

❸ 和魂洋才

❹ 竜頭蛇尾

設問 6

❶ 治外法権

❷ 公私混同

❸ 荒唐無稽

❹ 唯我独尊

第5章
三字熟語作り

解き方

❶マスに入っている漢字をヒントに、リストにある漢字を使って三字熟語を作るパズルです。

【例題】

リスト：方　場　理　競　立　学

心					技					体

❷一度使ったリストの漢字は、2回使うことはできません。

リスト：方　場　理　競　立　学

心	理				技					体

❸すべてのマスを埋めて三字熟語を作ってください。

リスト：方　場　理　競　立　学

心	理	学		競	技	場		立	方	体

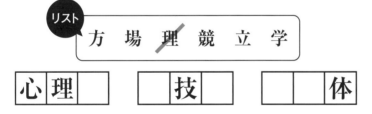

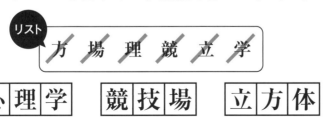

設問1

3つ並んだマスには三字熟語が入ります。マスに入った漢字をヒントに、リストにある漢字をすべて使って、三字熟語を6つ作ってください。

❶

リスト

気　可　着　性　識　頓
陽　験　能　常　元　経

不			無			非		
未			空			偽		

❷

リスト

効　金　速　習　区　色
合　戦　練　球　薬　彩

猛			超			特		
豪			激			極		

答えは58ページ

所要時間　分　秒

設問 2

3つ並んだマスには三字熟語が入ります。マスに入った漢字をヒントに、リストにある漢字をすべて使って、三字熟語を6つ作ってください。

❶

リスト

枚	地	二	三	八	子
白	団	士	重	獄	富

□	□	耳
□	□	額
□	□	歯
□	□	眼
□	□	舌
□	□	鼻

❷

リスト

方	一	味	絵	落	下
現	平	粒	地	書	生

□	花	□
□	□	茎
□	実	□
□	□	種
□	葉	□
□	□	根

所要時間　　分　　秒

答えは58ページ

設問3

3つ並んだマスには三字熟語が入ります。マスに入った漢字をヒントに、リストにある漢字をすべて使って、三字熟語を6つ作ってください。

❶

リスト

役　都　遊　海　井　極
記　指　中　青　京　星

	天	

北		

東		

西		

	南	

地		

---

❷

リスト

話　嫌　大　団　楽　世
園　扇　一　機　臣　人

		前

上		

後		

左		

下		

右		

答えは58ページ

所要時間　　分　　秒

設問 4

3つ並んだマスには三字熟語が入ります。マスに入った漢字をヒントに、リストにある漢字をすべて使って、三字熟語を6つ作ってください。

❶

リスト

化　自　熱　百　重　箱
機　品　光　金　店　文

貯		
貴		

	販	
	貨	

		財
		費

---

❷

リスト

家　陣　要　天　太　綿
才　本　鼓　脱　心　首

肝		
脚		

	脳	
	脂	

		腹
		肌

所要時間　　分　　秒

答えは58ページ

設問 5

3つ並んだマスには三字熟語が入ります。マスに入った漢字をヒントに、リストにある漢字をすべて使って、三字熟語を6つ作ってください。

❶

リスト

棒　士　模　平　悪　園
雨　太　心　栄　稚　必

幼		
用		

	養	
	要	

		様
		洋

❷

リスト

箱　領　本　光　海　辛
蛍　子　道　弁　大　日

唐		
東		

	統	
	当	

		灯
		刀

答えは58ページ

所要時間　　分　　秒

設問6

3つ並んだマスには三字熟語が入ります。マスに入った漢字をヒントに、リストにある漢字をすべて使って、三字熟語を6つ作ってください。

1

リスト

行　外　住　機　面　雪
飛　風　合　赤　民　器

扇				洗				先		
		戦				線				船

2

リスト

気　管　上　太　所　試
極　官　保　大　察　品

献					験					圏
検					健					拳

所要時間　　分　　秒

答えは58ページ

設問1

❶	❷
不可能	猛練習
無頓着	超合金
非常識	特効薬
未経験	豪速球
空元気	激戦区
偽陽性	極彩色

設問2

❶	❷
地獄耳	落花生
富士額	地下茎
八重歯	現実味
三白眼	一粒種
二枚舌	絵葉書
団子鼻	平方根

設問3

❶	❷
青天井	一人前
北極星	上機嫌
東京都	後楽園
西遊記	左団扇
指南役	下世話
地中海	右大臣

設問4

❶	❷
貯金箱	肝心要
自販機	首脳陣
文化財	太鼓腹
貴重品	脚本家
百貨店	脱脂綿
光熱費	天才肌

設問5

❶	❷
幼稚園	唐辛子
栄養士	大統領
雨模様	蛍光灯
用心棒	東海道
必要悪	弁当箱
太平洋	日本刀

設問6

❶	❷
扇風機	献上品
洗面器	試験管
先住民	大気圏
雪合戦	検察官
赤外線	保健所
飛行船	太極拳

第6章 漢字スケルトン

解き方

❶リストにある熟語でマスを埋めるパズルです。

【例題】

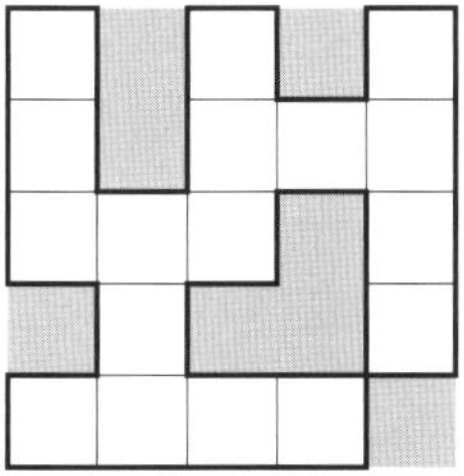

リスト

計算機　面倒見
設計図　舌先三寸
取引先　心機一転
見取図

❷2つの熟語が交差するマスには共通する漢字が入ります。マスの数や交差するマスに入る漢字を考えてマスを埋めます。

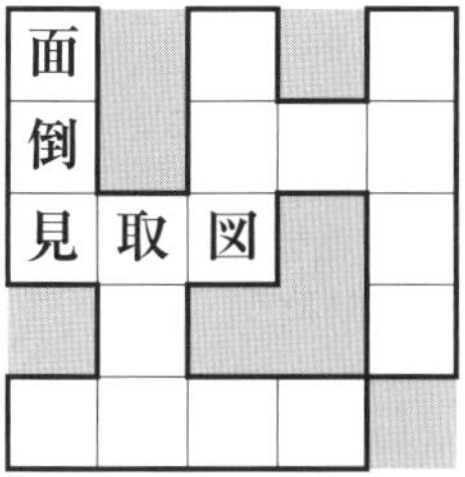

❸すべてのマスを埋めて完成です。

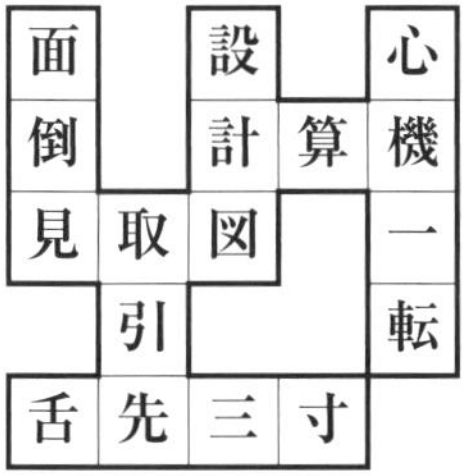

設問
1

熟語の文字数をヒントに、リストの熟語をすべて枠内に入れてください。

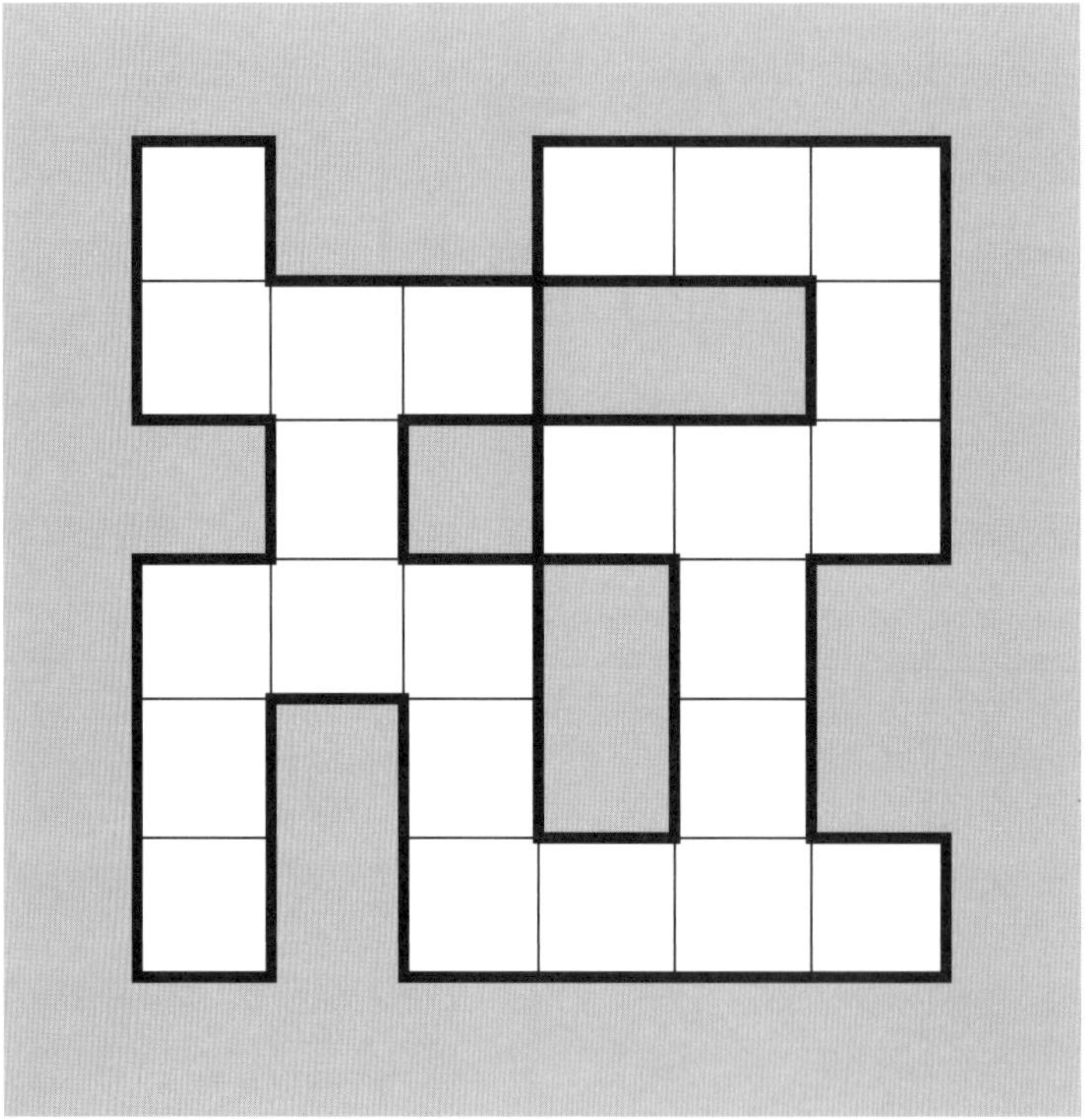

リスト

分野　気管支　十二支　得意気
日本一　放課後　明後日　明文化
野放図　一世一代　二者択一

答えは66ページ

所要時間　分　秒

設問 2

熟語の文字数をヒントに、リストの熟語をすべて枠内に入れてください。

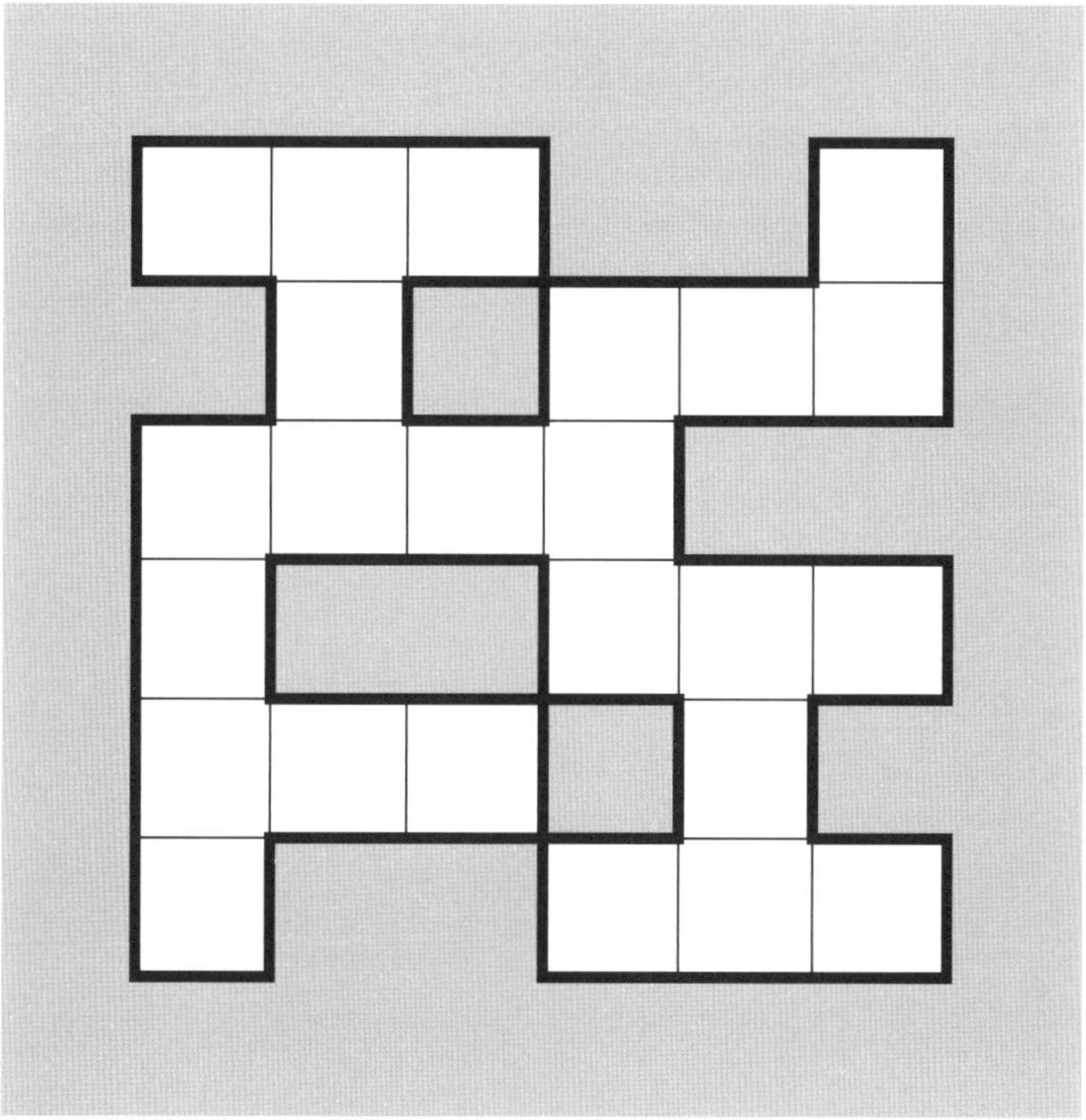

リスト

真心　温度計　加速度　自治体
自由業　手加減　不自然　不得手
不用心　自画自賛　自業自得

所要時間　　分　　秒

答えは66ページ

設問3

熟語の文字数をヒントに、リストの熟語をすべて枠内に入れてください。

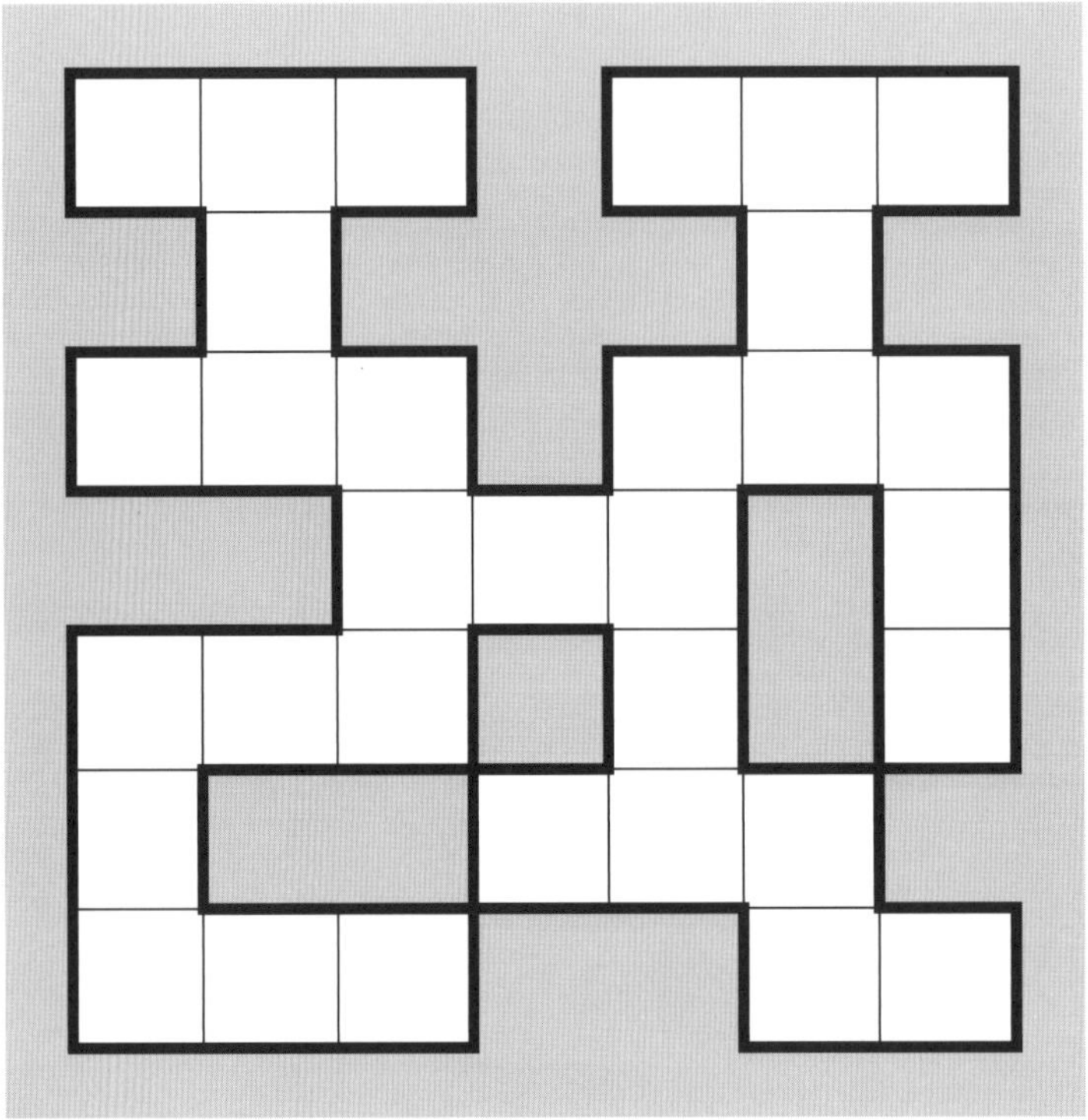

リスト

方便	味方	一過性	過半数
関心事	機関車	起重機	決勝戦
高性能	高飛車	紙一重	折紙付
多数決	能天気	有難味	多事多難

答えは66ページ

所要時間　分　秒

設問 4

熟語の文字数をヒントに、リストの熟語をすべて枠内に入れてください。

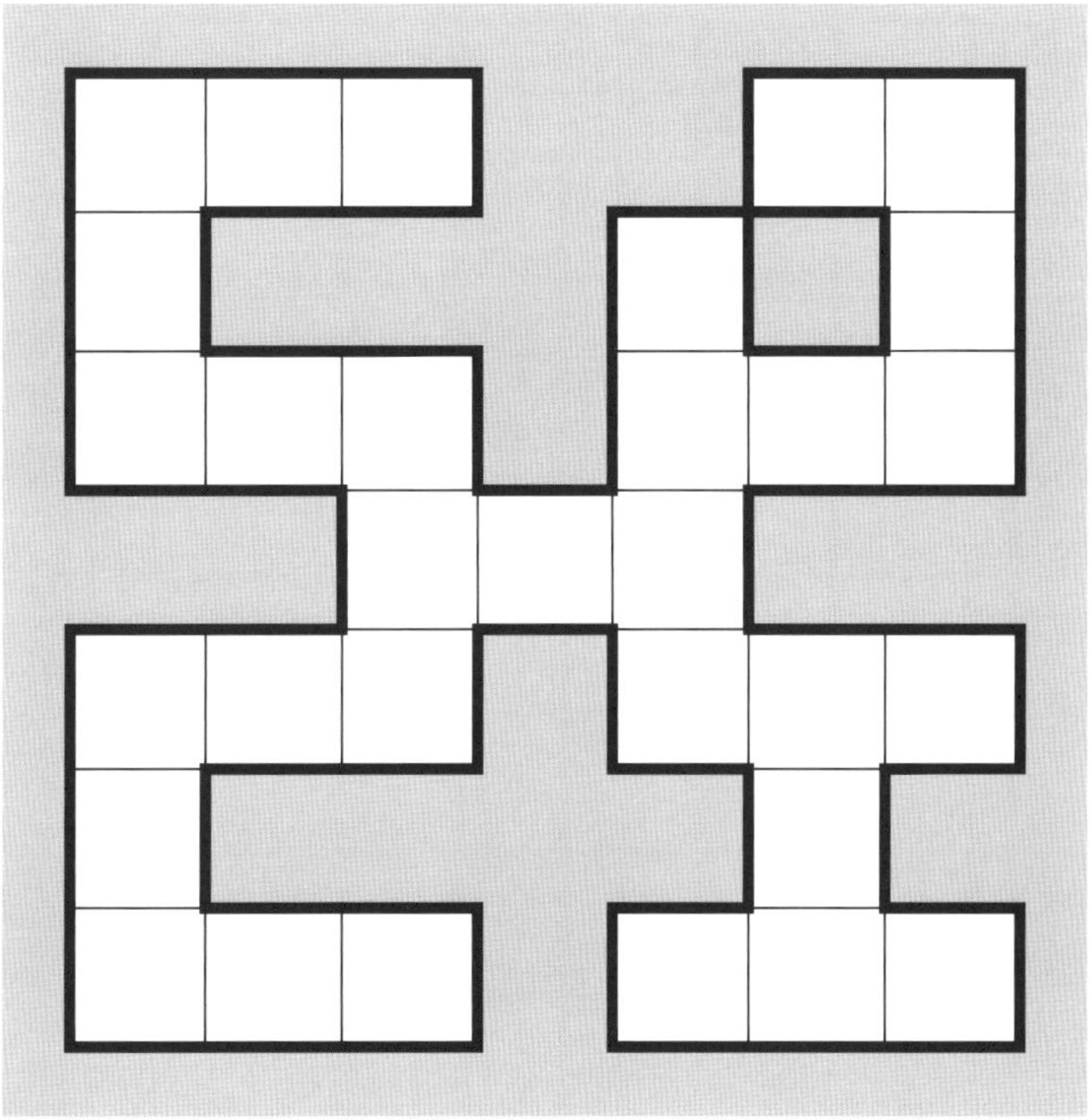

リスト

巨漢　漢数字　会社員　居酒屋
居丈高　高金利　小文字　上水道
大上段　着道楽　発行者　発表会
用心棒　利用者　針小棒大

所要時間　　分　　秒

答えは66ページ

設問 5

熟語の文字数をヒントに、リストの熟語をすべて枠内に入れてください。

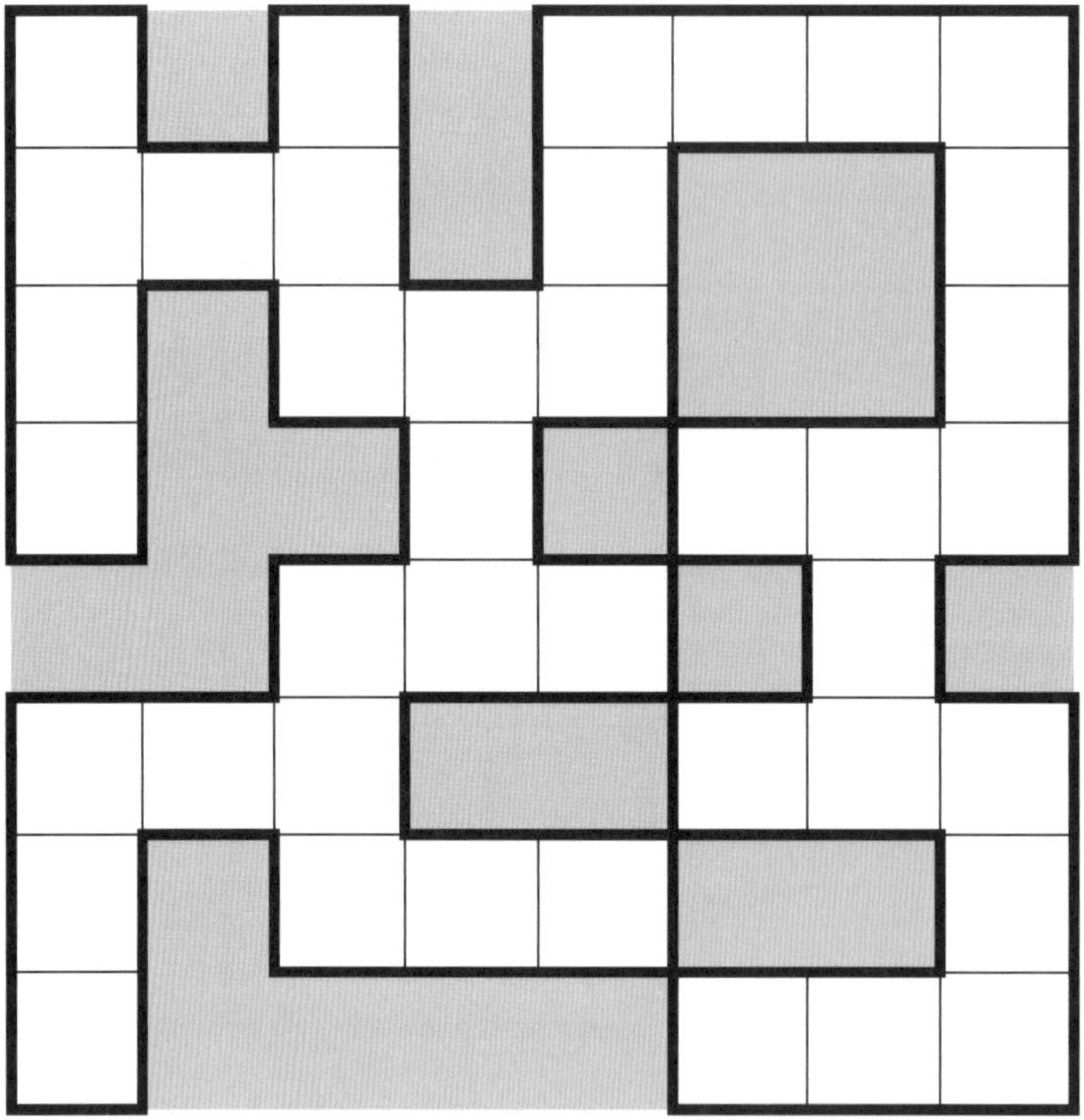

リスト

往生際　化合物　疑問視　五十音　光合成
国際化　国際線　十二支　身支度　大学生
度外視　不健全　不手際　不成立　立往生
異口同音　大同小異　電光石火

答えは66ページ

所要時間　分　秒

設問 6

熟語の文字数をヒントに、リストの熟語をすべて枠内に入れてください。

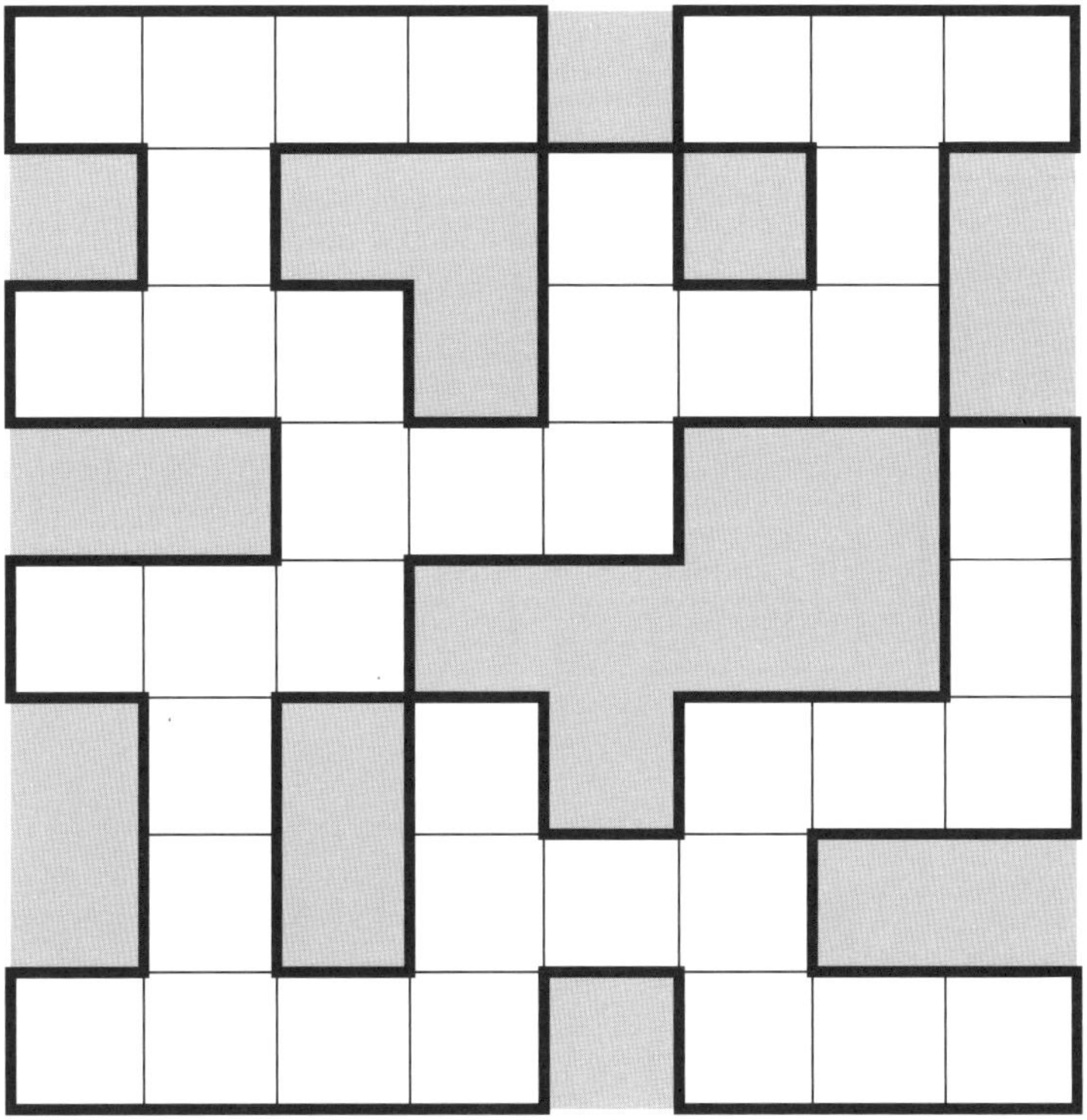

リスト

案山子　会社員　教習所　今日日　子会社
実業家　実社会　女子大　宣教師　全日本
調教師　特派員　派出所　本調子　裏千家
古今東西　公明正大　山紫水明

所要時間　　分　　秒　答えは66ページ

設問1

分			得	意	気
野	放	図			管
	課		十	二	支
明	後	日		者	
文		本		択	
化		一	世	一	代

設問2

不	自	然			真
	由		不	用	心
自	業	自	得		
画			手	加	減
自	治	体		速	
賛			温	度	計

設問3

折	紙	付		一	過	性
	一				半	
起	重	機		多	数	決
		関	心	事		勝
高	飛	車		多		戦
性			有	難	味	
能	天	気			方	便

設問4

居	酒	屋			巨	漢
丈				針		数
高	金	利		小	文	字
		用	心	棒		
発	行	者		大	上	段
表					水	
会	社	員		着	道	楽

設問5

電		不		大	同	小	異
光	合	成		学			口
石		立	往	生			同
火			生		五	十	音
		国	際	線		二	
不	手	際			身	支	度
健		化	合	物			外
全					疑	問	視

設問6

古	今	東	西		特	派	員
	日			宣		出	
全	日	本		教	習	所	
		調	教	師			裏
案	山	子					千
	紫		女		実	業	家
	水		子	会	社		
公	明	正	大		会	社	員

第7章
同じ漢字探し

解き方

❶漢字の並んだマスの中から、同じ漢字を2つずつ探すパズルです。

【例題】

郡	邪	都	郎
郊	郡	隊	郊
都	部	郎	邪

❷ペアになる漢字を全て見つけ、最後に残った漢字でできる二字熟語を答えます。

郡	邪	都	郎
郊	郡	隊	郊
都	部	郎	邪

答え：部隊

設問1

同じ漢字を2つずつ探して消してください。
最後に残った漢字でできる二字熟語を答えてください。

1

宝	富	宮	客	室	宣
容	宜	宗	宝	富	容
客	密	宣	宗	宮	宜

答え □□

2

貨	責	販	買	貯	質
財	賞	貨	資	責	販
資	買	質	貯	賛	財

答え □□

答えは74ページ

所要時間　　分　　秒

設問 2

同じ漢字を2つずつ探して消してください。
最後に残った漢字でできる二字熟語を答えてください。

❶

経	繁	紡	終	続	索
緑	結	紫	経	緑	結
紫	継	終	索	繁	紡

答え

❷

来	枝	板	果	未	東
材	札	条	来	枝	板
架	未	材	架	条	果

答え

所要時間　分　秒

答えは74ページ

設問 3

同じ漢字を2つずつ探して消してください。
最後に残った漢字でできる二字熟語を答えてください。

❶

固	国	困	囲	圃	囚
園	図	回	圏	固	因
因	囲	囚	図	四	困
圏	回	囮	園	囮	圃

答え

❷

遇	連	運	逆	遅	退
道	迷	透	違	週	迷
週	透	遅	退	道	通
逆	通	運	遭	連	違

答え

答えは74ページ

所要時間　　分　　秒

設問4

同じ漢字を2つずつ探して消してください。
最後に残った漢字でできる二字熟語を答えてください。

❶

忘	思	忍	念	悲	恵
恩	恐	思	志	悪	怒
怒	念	忍	息	恐	息
恋	忘	悪	恩	恵	志

答え

❷

煮	燕	熱	熊	然	焦
照	点	熟	煎	照	無
無	煎	燕	然	点	烹
烈	熊	焦	煮	烹	熟

答え

所要時間　分　秒

答えは74ページ

設問 5

同じ漢字を2つずつ探して消してください。
最後に残った漢字でできる二字熟語を答えてください。

❶

粘	粉	粧	糊	粒	粕
粕	糠	精	粧	粗	糧
糊	粋	粒	粘	粽	粋
粽	粉	糠	糖	糧	精

答え

❷

砲	研	磁	砥	礎	破
砂	確	硬	砲	砂	硯
礎	硯	砕	確	碑	硫
硬	研	磁	硫	砥	碑

答え

答えは74ページ

所要時間　　分　　秒

設問 6

同じ漢字を2つずつ探して消してください。
最後に残った漢字でできる二字熟語を答えてください。

笠	筒	箱	等	笑	算
第	筆	笛	節	答	管
等	算	筆	第	管	箱
節	笠	笑	筒	答	笹

答え

❷

雷	霊	需	震	霞	雰
霙	雷	雫	霜	霊	霧
雰	電	需	雪	電	霞
霜	霧	雲	雫	霙	震

答え

所要時間　　分　　秒　答えは74ページ

設問1

宝	富	宮	客	室	宣
容	宜	宗	宝	富	容
客	密	宣	宗	宮	宜

答え 密 室

貨	責	販	買	貯	質
財	賞	貨	資	責	販
資	買	質	貯	賛	財

答え 賞 賛

設問2

経	繁	紡	終	続	索
緑	結	紫	経	緑	結
紫	継	終	索	繁	紡

答え 継 続

来	枝	板	果	未	東
材	札	条	来	枝	板
架	未	材	架	条	果

答え 札 東

設問3

固	国	困	囲	圃	囚
園	図	回	圏	固	因
因	囲	囚	図	四	困
圏	回	囮	園	囮	圃

答え 四 国

遇	連	運	逆	遅	退
道	迷	透	違	週	迷
週	透	遅	退	道	通
逆	通	運	遭	連	違

答え 遭 遇

設問4

忘	思	忍	念	悲	恵
恩	恐	思	志	悪	怒
怒	念	忍	息	恐	息
恋	忘	悪	恩	恵	志

答え 悲 恋

煮	燕	熱	熊	然	焦
照	点	熟	煎	照	無
無	煎	燕	然	点	烹
烈	熊	焦	煮	烹	熟

答え 熱 烈

設問5

粘	粉	粧	糊	粒	粕
粕	糠	精	粧	粗	糧
糊	粋	粒	粘	粽	粋
粽	粉	糖	糖	糧	精

答え 粗 糖

砲	研	磁	砥	礎	破
砂	確	硬	砲	砂	硯
礎	硯	砕	確	碑	硫
硬	研	磁	硫	砥	碑

答え 破 砕

設問6

笠	筒	箱	等	笑	算
第	筆	笛	節	答	管
等	算	筆	第	管	箱
節	笠	笑	筒	答	笹

答え 笹 笛

雷	霊	需	震	霞	雰
霙	雷	雫	霜	霊	霧
雰	電	需	雪	電	霞
霜	霧	雲	雫	霙	震

答え 雪 雲

第8章 漢字しりとり迷路

解き方

❶スタートの矢印の先にある漢字からマスの中を、漢字一字の読みでしりとりをするパズルです。

【例題】

スタート

旗	薬	豆	姪
俵	楽	車	鰯
板	時	元	霜
狸	狐	狼	猪

❶ ❷ ❸ ❹

❷最後に❶〜❹のどこにたどり着いたか答えてください。

スタート

旗	薬	豆	姪
俵	楽	車	鰯
板	時	元	霜
狸	狐	狼	猪

❶ ❷ ❸ ❹

旗（はた）→俵（たわら）→楽（らく）→車（くるま）→豆（まめ）→姪（めい）→鰯（いわし）→霜（しも）→元（もと）→時（とき）→狐（きつね）→答え❷

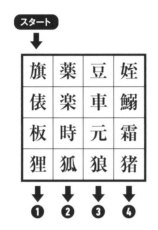

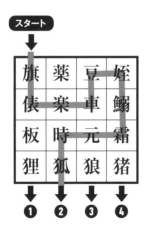

設問 1

スタートから漢字を読んで、しりとりをしながら進みます。最後に❶～❹のどの矢印にたどり着くか答えてください。

スタート ↓（左上の「泡」から）

泡	罠	凪	今	松	鶴
藁	鉈	束	倍	池	毛
肉	谷	雷	鷹	桁	宝
色	運	量	嘘	袖	秋
台	枝	声	底	星	絹
胃	一	二	三	四	主
	↓❶	↓❷	↓❸	↓❹	

答えは82ページ

所要時間　　分　　秒

設問 2

スタートから漢字を読んで、しりとりをしながら進みます。最後に❶～❹のどの矢印にたどり着くか答えてください。

スタート ↓

味	年	串	板	滝	鱚
術	局	六	位	際	湾
角	喉	泥	論	脇	九
糊	銅	逆	右	中	海
雄	森	雲	波	七	皆
鮨	下	元	素	本	芋
	↓ ❶	↓ ❷	↓ ❸	↓ ❹	

所要時間　　分　　秒

答えは82ページ

設問 3

スタートから漢字を読んで、しりとりをしながら進みます。最後に❶〜❹のどの矢印にたどり着くか答えてください。

スタート ↓（汗）

汗	席	君	道	腸	臼	砂	縄
蝉	肝	蝋	城	岸	雀	鍋	儂
霧	狸	歌	菌	液	机	別	芯
熱	狐	卵	熊	庭	銃	罪	蓑
綱	苗	栗	柵	国	虹	錠	鰻
夏	肩	坂	傘	皿	襟	上	銀
月	曲	草	首	客	妃	駅	金
石	鹿	缶	瓶	袋	壺	蜜	網

↓❶（缶）　↓❷（瓶）　↓❸（袋）　↓❹（壺）

答えは82ページ

所要時間　分　秒

設問 4

スタートから漢字を読んで、しりとりをしながら進みます。
最後に❶～❹のどの矢印にたどり着くか答えてください。

スタート ↓（左上の「朝」へ）

朝	里	塔	蝶	鱗	駒	枕	蘭
鮫	鳥	塵	口	恋	丸	楽	蔵
梅	竜	管	獏	牙	水	薬	陸
飯	馬	鮪	雌	幹	鼠	爪	靴
霜	物	脳	豆	姪	稲	北	椿
桃	軒	升	生	糸	盤	東	吉
川	杵	猫	粉	的	妻	罰	杖
枠	杭	犬	猿	虎	牛	粒	豚

		↓ ❶	↓ ❷	↓ ❸	↓ ❹		

所要時間　　分　　秒

答えは82ページ

設問5

スタートから漢字を読んで、しりとりをしながら進みます。最後に❶〜❹のどの矢印にたどり着くか答えてください。

スタート↓									
頭	豆	毛	脳	水	竹	面	目	飯	鹿
松	爪	酒	獣	望	歌	蝶	梅	坂	傘
月	菊	草	皿	幹	金	父	乱	鳥	里
木	口	猿	物	肝	桃	餅	扉	弟	十
君	虎	円	声	熱	門	血	紺	床	米
得	的	駒	猫	常	年	新	石	鯉	板
薬	友	駅	机	靴	軸	夏	品	生	鯛
陸	元	戸	時	綱	虹	紅	鍋	枕	岩
牛	塔	馬	北	平	倉	幾	菌	滝	綿
島	裏	獏	栗	楽	銀	釘	幕	万	玉
			↓❶	↓❷	↓❸	↓❹			

答えは82ページ

所要時間　分　秒

設問 6

スタートから漢字を読んで、しりとりをしながら進みます。最後に❶～❹のどの矢印にたどり着くか答えてください。

スタート ↓（左上の「足」から）

足	舌	卵	五	氏	実	粒	豚	畳	珍
尻	棚	梨	芯	竜	通	文	民	道	血
若	縄	式	両	森	雲	答	溝	象	嘘
吉	脇	絹	空	苦	六	子	男	魚	損
腸	色	詩	億	音	所	論	心	女	梨
宴	芸	猪	塩	尾	恩	善	風	中	下
劇	否	難	惜	段	汁	市	税	肩	滝
狐	無	命	台	枝	絵	縁	池	剣	虻
念	軒	布	犬	身	上	量	煙	芋	物
隅	曲	後	茶	右	海	体	塚	没	壺

↓❶（「茶」の下）　↓❷（「右」の下）　↓❸（「海」の下）　↓❹（「体」の下）

所要時間　　分　　秒

答えは82ページ

設問 1

泡	罠	凪	今	松	鶴
藁	鉈	東	倍	池	毛
肉	谷	雷	鷹	桁	宝
色	運	量	嘘	袖	秋
台	枝	声	底	星	絹
胃	一	二	三	四	主

❶ ❷ ❸ ❹

設問 2

味	年	串	板	滝	鱚
術	局	六	位	際	湾
角	喉	泥	論	脇	九
糊	銅	逆	右	中	海
雄	森	雲	波	七	皆
鮨	下	元	素	本	芋

❶ **❷** ❸ ❹

設問 3

汗	席	君	道	腸	臼	砂	縄
蝉	肝	蝋	城	岸	雀	鍋	儂
霧	狸	歌	菌	液	机	別	芯
熱	狐	卵	熊	庭	銃	罪	蓑
綱	苗	栗	柵	国	虹	錠	鰻
夏	肩	坂	傘	皿	襟	上	銀
月	曲	草	首	客	妃	駅	金
石	鹿	缶	瓶	袋	壺	蜜	網

❶ **❷** ❸ ❹

設問 4

朝	里	塔	蝶	鱗	駒	枕	蘭
鮫	鳥	塵	口	恋	丸	楽	蔵
梅	竜	管	獏	牙	水	薬	陸
飯	馬	鮪	雌	幹	鼠	爪	靴
霜	物	脳	豆	姪	稲	北	椿
桃	軒	升	生	糸	盤	東	吉
川	杵	猫	粉	的	妻	罰	杖
枠	杭	犬	猿	虎	牛	粒	豚

❶ ❷ **❸** ❹

設問 5

頭	豆	毛	脳	水	竹	面	日	飯	鹿
松	爪	酒	獣	望	歌	蝶	梅	坂	傘
月	菊	草	皿	幹	金	父	乱	鳥	里
木	口	猿	物	肝	桃	餅	扉	弟	十
君	虎	円	声	熱	門	血	紺	床	米
得	的	駒	猫	常	年	新	石	鯉	板
薬	友	駅	机	靴	軸	夏	品	生	鯛
陸	元	戸	時	綱	虹	紅	鍋	枕	岩
牛	塔	馬	北	平	倉	幾	菌	滝	綿
島	裏	獏	栗	楽	銀	釘	幕	万	玉

❶ **❷** ❸ ❹

設問 6

是	舌	卵	五	氏	実	粒	豚	畳	珍
尻	棚	梨	芯	竜	通	文	民	道	血
若	縄	式	両	森	雲	答	溝	象	嘘
吉	脇	絹	空	苦	大	子	男	魚	損
腸	色	詩	億	音	所	論	心	女	梨
宴	芸	猪	塩	尾	恩	善	風	中	下
劇	否	難	惜	段	汁	市	税	肩	滝
狐	無	命	台	枝	絵	縁	池	剣	虻
念	軒	布	犬	身	上	量	煙	芋	物
隅	曲	後	茶	右	海	体	塚	没	壺

❶ ❷ ❸ ❹

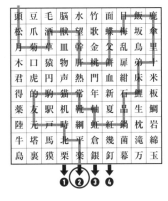

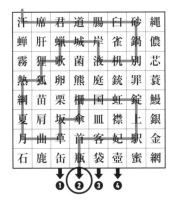

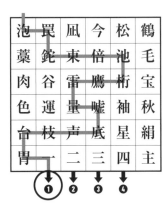

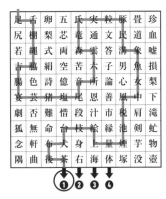

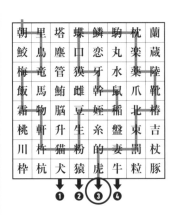

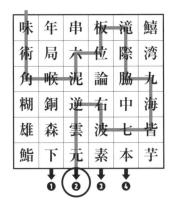

第9章 バラバラ漢字ジグソー

解き方

❶問題には漢字1文字をバラバラにしたものがあります。頭の中で並べ替えて、表れる漢字を答えるパズルです。

【例題】

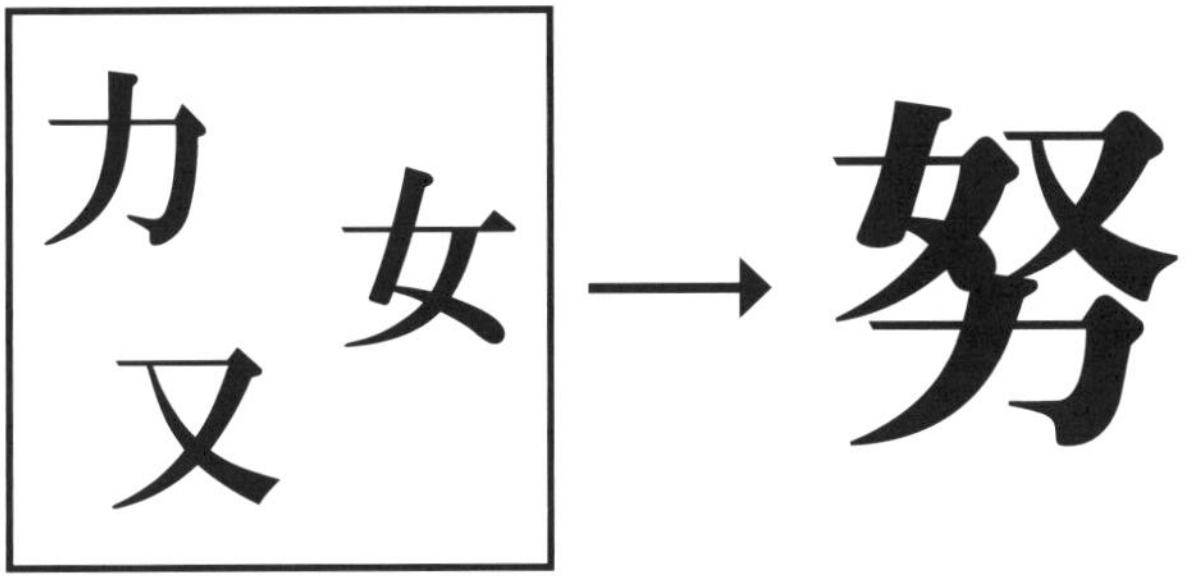

❷できるだけ頭の中で並べて答えましょう。

設問1

漢字1文字がばらばらになった状態で書かれています。頭の中で組み立ててできあがる漢字を答えてください。

❶ 見　立　木

❷ 正　攵　束

❸ 口　心　大

❹ 女　木　宀

❺ 心　立　日　亻

❻ 艹　攵　言　句

答えは90ページ

所要時間　分　秒

設問 2

漢字１文字がばらばらになった状態で書かれています。頭の中で組み立ててできあがる漢字を答えてください。

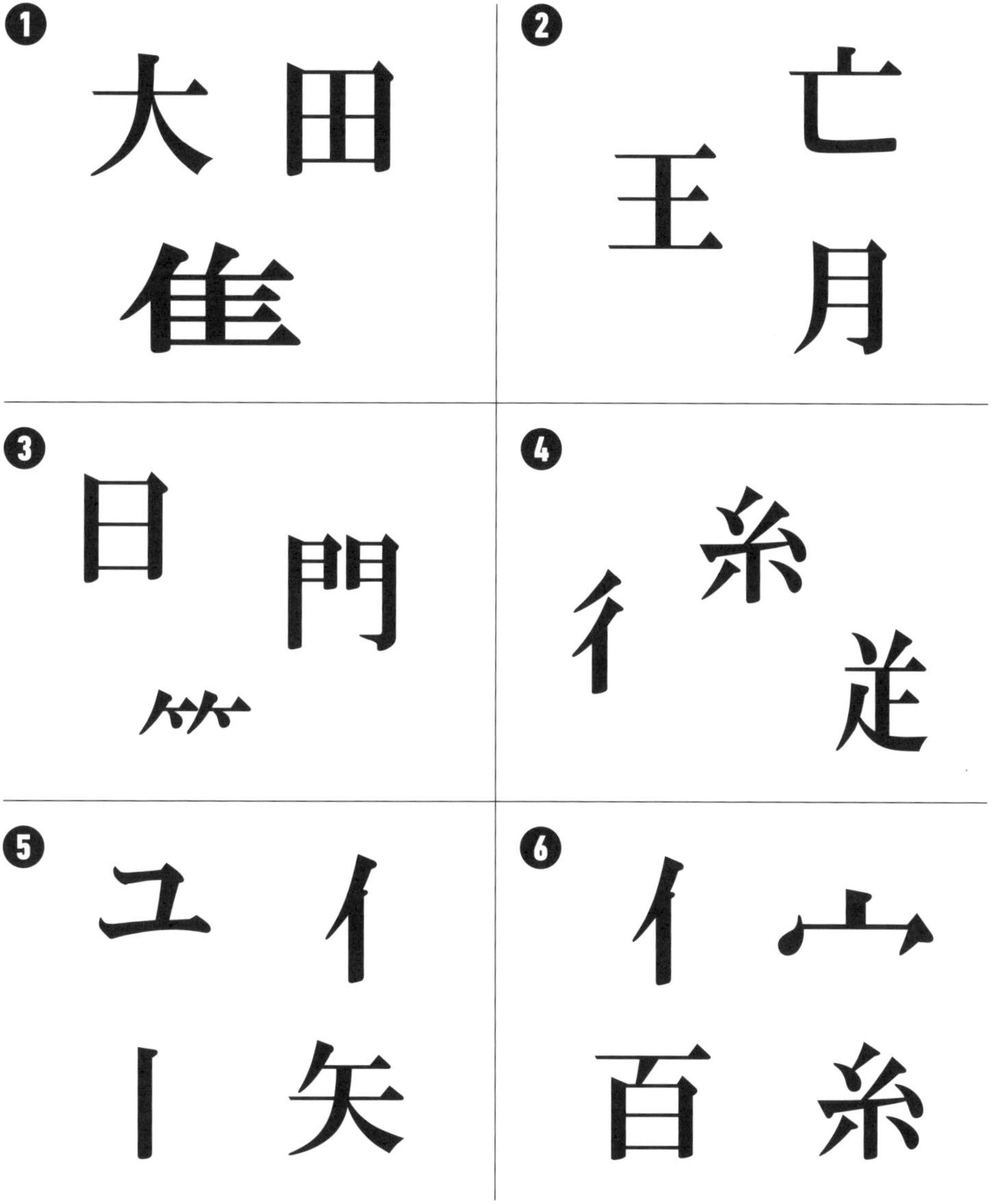

所要時間　　分　　秒　答えは90ページ

設問3

漢字1文字がばらばらになった状態で書かれています。頭の中で組み立ててできあがる漢字を答えてください。

❶

寸　辶

首

❷

米

止　凵

❸

木　九

氵

❹

マ　疋

ヒ　矢

❺

月　勹

メ　凵

❻

宀　ノ

山　心

答えは90ページ

所要時間　　分　　秒

設問4

漢字1文字がばらばらになった状態で書かれています。頭の中で組み立ててできあがる漢字を答えてください。

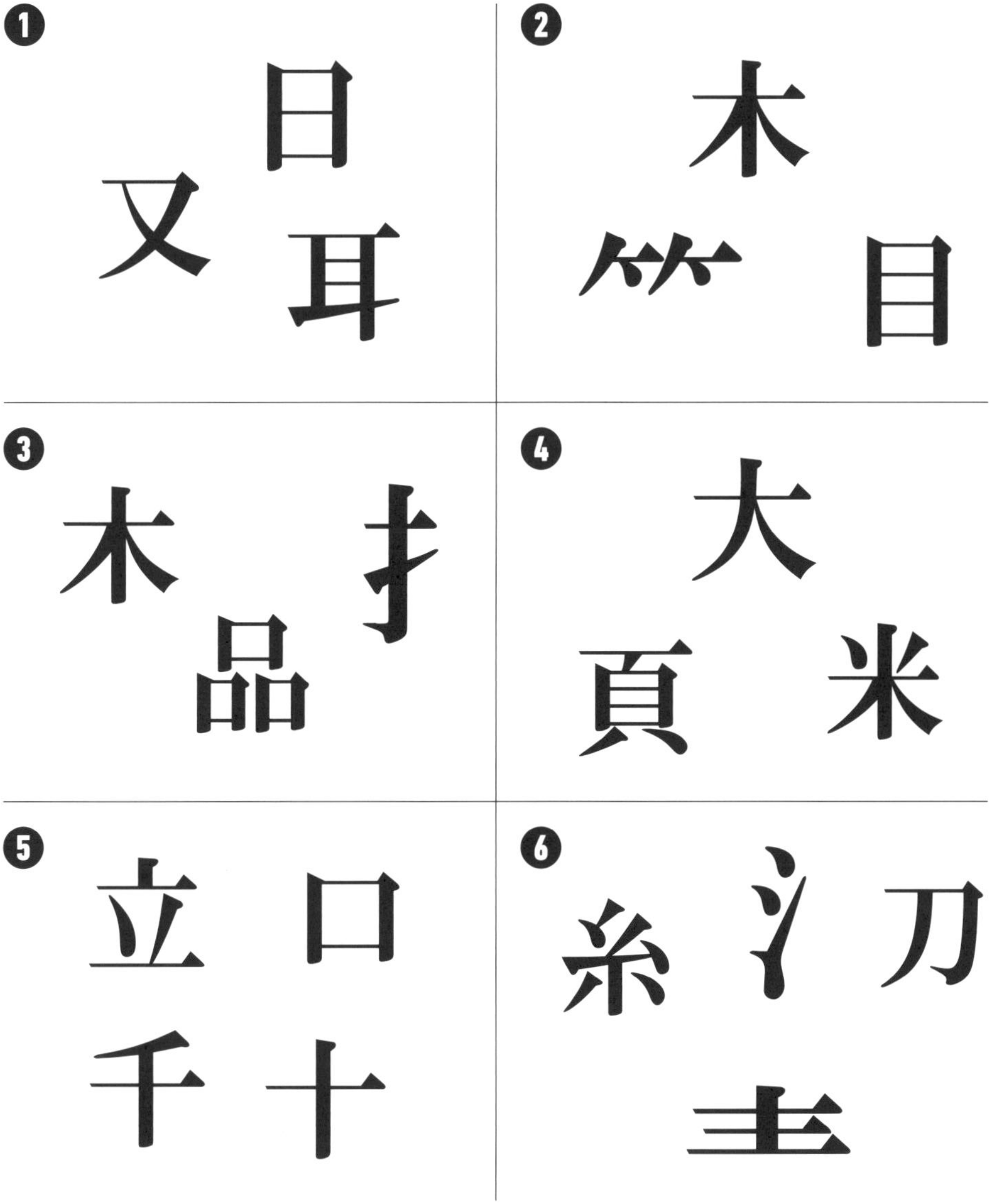
❶
日
又
耳
❷
木
⺮
目
❸
木
扌
品
❹
大
頁
米
❺
立
口
千
十
❻
氵
刀
糸

所要時間　　分　　秒　答えは90ページ

設問 5

漢字1文字がばらばらになった状態で書かれています。頭の中で組み立ててできあがる漢字を答えてください。

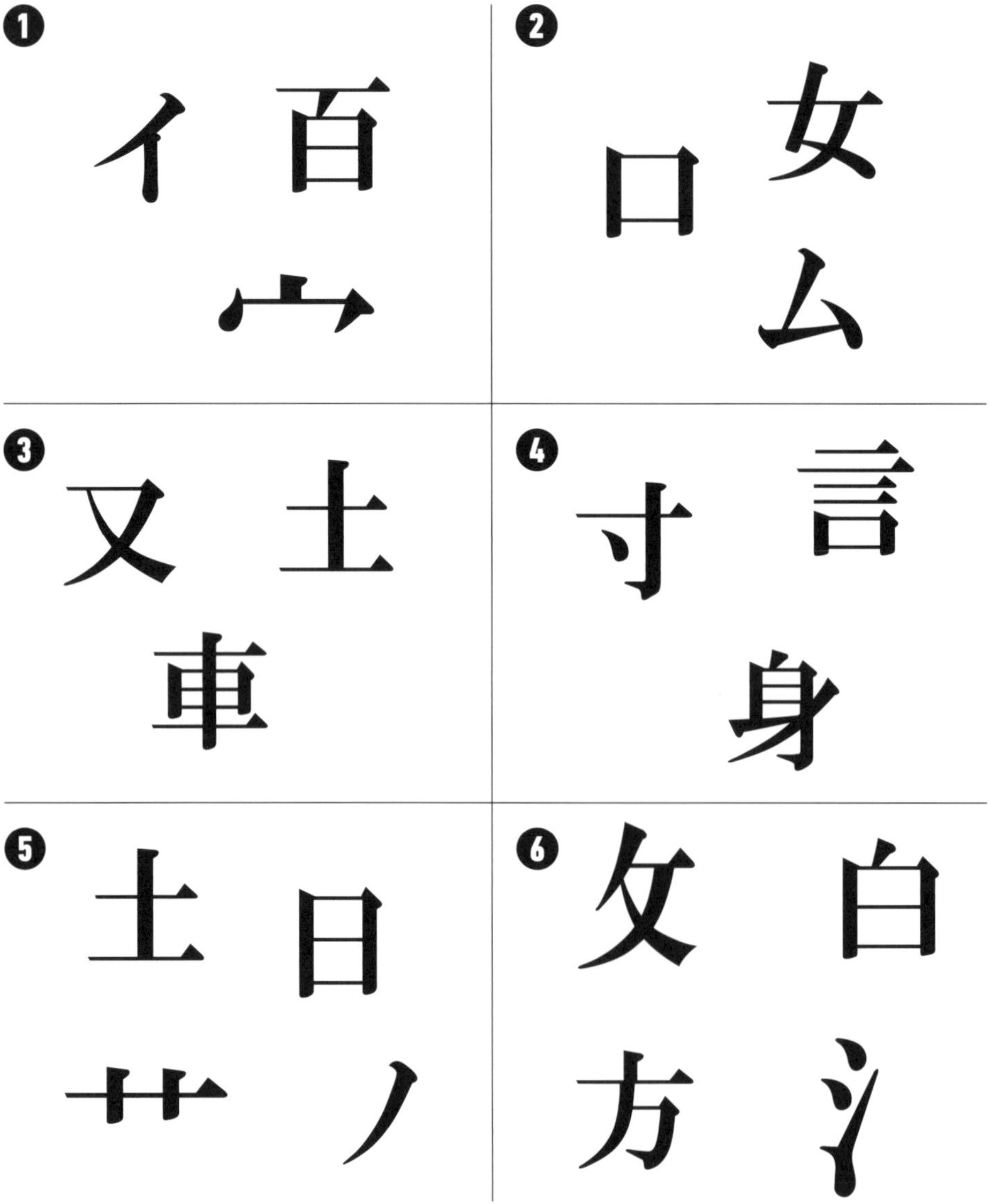

答えは90ページ

所要時間　　分　　秒

設問 6

漢字1文字がばらばらになった状態で書かれています。頭の中で組み立ててできあがる漢字を答えてください。

❶ 子　ノ　土

❷ ム　虫　弓

❸ 目　木　雨

❹ 田　マ　力

❺ 木　豆　寸　十

❻ 日　土　田　ソ

所要時間　　分　　秒

答えは90ページ

設問1

❶親 ❷整
❸恩 ❹案
❺億 ❻警

設問2

❶奮 ❷望
❸簡 ❹縦
❺候 ❻縮

設問3

❶導 ❷歯
❸染 ❹疑
❺胸 ❻密

設問4

❶最 ❷箱
❸操 ❹類
❺辞 ❻潔

設問5

❶宿 ❷始
❸軽 ❹謝
❺著 ❻激

設問6

❶孝 ❷強
❸霜 ❹勇
❺樹 ❻増

第10章 読み取りシークワーズ

解き方

❶リストの漢字の読みを、マスの中からタテ、ヨコ、ナナメに探すパズルです。

【例題】

ひ	れ	ぱ	つ	あ
と	り	も	き	さ
で	み	せ	ら	つ
か	る	い	ぐ	て
む	く	だ	も	の

リスト

明後日　胡桃
天晴　防人
海豚　海星
煙管　百足
果物　土竜

❷読みは一直線で、途中で曲がらないように探します。リストにあるすべての言葉を探し出してください。

ひ	れ	ぱ	つ	あ
と	り	も	き	さ
で	み	せ	ら	つ
か	る	い	ぐ	て
む	く	だ	も	の

【読み】

あさって　くるみ
あっぱれ　さきもり
いるか　ひとで
きせる　むかで
くだもの　もぐら

設問 1

枠の中にあるひらがなの中には、リストにある漢字の読みがタテ、ヨコ、ナナメに一直線で隠れています。すべて探しましょう。

ん	せ	み	や	し	ら
せ	め	よ	あ	ひ	ば
ま	い	も	お	と	な
ん	く	な	ご	り	う
て	じ	だ	し	の	の
し	ぐ	れ	ふ	ぶ	き

リスト

意気地　時雨　投網　一人　海原　竹刀
名残　吹雪　大人　三味線　雪崩　木綿
昨日　伝馬船　祝詞　弥生

答えは98ページ

所要時間　分　秒

設問 2

枠の中にあるひらがなの中には、リストにある漢字の読みがタテ、ヨコ、ナナメに一直線で隠れています。すべて探しましょう。

め	が	ね	か	つ	ふ
と	も	だ	ち	た	は
お	ま	さ	り	こ	ず
さ	じ	や	り	う	こ
き	き	う	も	す	ぞ
す	わ	し	う	お	い

リスト

硫黄　母屋　固唾　心地　早乙女　桟敷
砂利　師走　数寄屋　相撲　草履　友達
二十歳　二人　二日　眼鏡　大和

所要時間　　分　　秒

答えは98ページ

設問
3

枠の中にあるひらがなの中には、リストにある漢字の読みがタテ、ヨコ、ナナメに一直線で隠れています。すべて探しましょう。

わ	に	な	ぎ	く	れ	げ
ま	ち	へ	ろ	ぼ	や	せ
じ	よ	う	ず	み	し	に
め	と	ゆ	わ	な	め	し
や	じ	う	よ	き	ど	つ
お	お	し	ろ	い	く	ぽ
た	も	や	し	し	と	こ

リスト

団扇　浮気　白粉　擬宝珠　玄人　今年　柳葉魚
尻尾　老舗　清水　注連縄　洒落　数珠　上手
素人　手弱女　土筆　読経　浪花　糸瓜　真面目
土産　八百屋

答えは98ページ
所要時間　　分　　秒

設問 4

枠の中にあるひらがなの中には、リストにある漢字の読みがタテ、ヨコ、ナナメに一直線で隠れています。すべて探しましょう。

な	わ	い	か	さ	ま	あ
き	な	り	わ	い	く	い
か	み	す	ご	び	と	さ
か	げ	お	は	こ	け	じ
し	ら	が	き	ぶ	い	あ
ゆ	く	え	か	つ	は	ず
ゆ	か	た	ぎ	ら	さ	き

リスト

欠伸　木通　紫陽花　小豆　如何様　従兄弟　田舎
息吹　岩魚　笑顔　十八番　御神酒　案山子　気質
如月　海月　皐月　白髪　住処　時計　生業　二十日
迷子　浴衣　行方

所要時間　　分　　秒

答えは98ページ

設問5

枠の中にあるひらがなの中には、リストにある漢字の読みがタテ、ヨコ、ナナメに一直線で隠れています。すべて探しましょう。

う	れ	だ	み	さ	ざ	ん	か
ま	よ	う	た	か	た	て	げ
や	や	ち	ら	け	か	ろ	う
き	ち	た	い	つ	げ	こ	よ
つ	も	ぼ	ね	り	ろ	と	ち
つ	お	ぶ	か	り	う	ど	ん
き	こ	つ	ま	し	う	ゆ	じ
は	い	い	な	ず	け	し	き

リスト

許嫁　銀杏　泡沫　玩具　欠片　陽炎　南瓜　狩人
啄木鳥　胡瓜　景色　山茶花　五月雨　十姉妹
沈丁花　一日　築山　心太　方舟　御手洗

答えは98ページ

所要時間　　分　　秒

設問 6

枠の中にあるひらがなの中には、リストにある漢字の読みがタテ、ヨコ、ナナメに一直線で隠れています。すべて探しましょう。

わ	こ	う	ど	う	こ	な	さ
え	な	さ	く	ろ	ご	す	り
つ	ん	じ	み	も	が	そ	む
ま	ち	れ	や	し	み	せ	か
い	く	ふ	お	か	か	か	で
た	ば	り	ち	は	わ	ぐ	こ
し	ま	せ	よ	せ	と	ら	ぼ
る	ひ	あ	う	ひ	た	ば	こ

リスト

家鴨　数多　無花果　神楽　剃刀　為替　川原　流石
早苗　秋刀魚　芝生　洒落　双六　台詞　松明　煙草
凸凹　仲人　博士　博打　波止場　日和　百足　息子
紅葉　八百長　若人

所要時間　　分　　秒　答えは98ページ

設問 1

ん	せ	み	や	し	ら
せ	め	よ	あ	ひ	ば
ま	い	も	お	と	な
ん	く	な	ご	り	う
て	じ	だ	し	の	の
し	ぐ	れ	ふ	ぶ	き

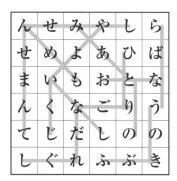

いくじ　しぐれ　とあみ　ひとり　うなばら　しない
なごり　ふぶき　おとな　しゃみせん　なだれ　もめん
きのう　てんません　のりと　やよい

設問 2

め	が	ね	か	つ	ふ
と	も	だ	ち	た	は
お	ま	さ	り	こ	ず
さ	じ	や	り	う	こ
き	き	う	も	す	ぞ
す	わ	し	う	お	い

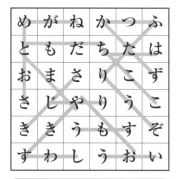

いおう　おもや　かたず　ここち　さおとめ　さじき
じゃり　しわす　すきや　すもう　ぞうり　ともだち
はたち　ふたり　ふつか　めがね　やまと

設問 3

わ	に	な	ぎ	く	れ	げ
ま	ち	へ	ろ	ぼ	や	せ
じ	よ	う	ず	み	し	に
め	と	ゆ	わ	な	め	し
や	じ	う	よ	き	ど	つ
お	お	し	ろ	い	く	ぽ
た	も	や	し	し	と	こ

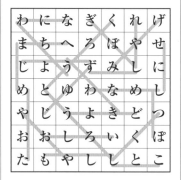

うちわ うわき おしろい ぎぼし くろうと ことし ししゃも
しっぽ しにせ しみず しめなわ しゃれ じゅず じょうず
しろうと たおやめ つくし どきょう なにわ へちま まじめ
みやげ やおや

設問 4

な	わ	い	か	さ	ま	あ
き	な	り	わ	い	く	い
か	み	す	ご	び	と	さ
か	げ	お	は	こ	け	じ
し	ら	が	き	ぶ	い	あ
ゆ	く	え	か	つ	は	ず
ゆ	か	た	ぎ	ら	さ	き

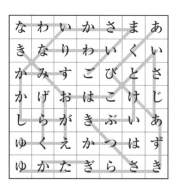

あくび あけび あじさい あずき いかさま いとこ いなか
いぶき いわな えがお おはこ おみき かかし かたぎ
きさらぎ くらげ さつき しらが すみか とけい なりわい
はつか まいご ゆかた ゆくえ

設問 5

う	れ	だ	み	さ	ざ	ん	か
ま	よ	う	た	か	た	て	げ
や	や	ち	ら	け	か	ろ	う
き	ち	た	い	つ	げ	こ	よ
つ	も	ぼ	ね	り	ろ	と	ち
つ	お	ぶ	か	り	う	ど	ん
き	こ	つ	ま	し	う	ゆ	じ
は	い	い	な	ず	け	し	き

いいなずけ いちょう うたかた おもちゃ かけら かげろう
かぼちゃ かりうど きつつき きゅうり けしき さざんか
さみだれ じゅうしまつ じんちょうげ ついたち つきやま
ところてん はこぶね みたらい

設問 6

わ	こ	う	ど	う	こ	な	さ
え	な	さ	く	ろ	ご	す	り
つ	ん	じ	み	も	が	そ	む
ま	ち	れ	や	し	み	せ	か
い	く	ふ	お	か	か	か	で
た	ば	り	ち	は	わ	ぐ	こ
し	ま	せ	よ	せ	と	ら	ぼ
る	ひ	あ	う	ひ	た	ば	こ

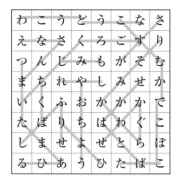

あひる あまた いちじく かぐら かみそり かわせ かわら
さすが さなえ さんま しばふ しゃれ すごろく せりふ
たいまつ たばこ でこぼこ なこうど はかせ ばくち はとば
ひより むかで むすこ もみじ やおちょう わこうど

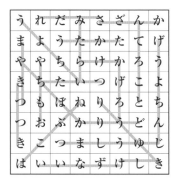

第11章 漢字塗りつぶし

解き方

❶漢字が並んだマスの中から、問に書かれた条件に当てはまる漢字を探します。

【例題】

蛸	平	鮮	河	豚
蛤	目	鯖	穴	子
鮪	寿	鮭	海	鱚
鯰	司	鰹	老	鮫
鰤	鯉	鮎	鯵	鯛

問

魚偏の漢字

❷見つけた漢字を塗りつぶします。

【例題】

蛸	平	鮮	河	豚
蛤	目	鯖	穴	子
鮪	寿	鮭	海	鱚
鯰	司	鰹	老	鮫
鰤	鯉	鮎	鯵	鯛

❸塗りつぶして現れた漢字を答えます。

現れる漢字　山

設問
1

問に当てはまる漢字を探して塗りつぶしましょう。
最後に、塗りつぶして現れる漢字を答えてください。

来	売	掘	組	切	刈	煮
盛	学	乗	買	折	思	貼
見	寝	寄	泳	振	蹴	刷
照	書	塗	歌	撮	歩	釣
散	去	取	急	着	知	載
習	運	泣	持	減	飲	去
会	拾	住	射	待	打	出

問

「る」を付けると動詞になる漢字を塗りつぶしましょう。

現れる漢字

答えは106ページ

所要時間　分　秒

設問 2

問に当てはまる漢字を探して塗りつぶしましょう。
最後に、塗りつぶして現れる漢字を答えてください。

久	人	元	二	巾	止	九
八	引	心	刀	三	斤	手
才	水	己	寸	小	夕	弓
力	井	上	今	口	七	女
下	牛	土	川	大	工	山
万	氏	千	月	刃	入	丈
子	戸	凡	也	干	丸	士

問

三画の漢字をすべて塗りつぶしましょう。

現れる漢字

所要時間　　分　　秒　答えは106ページ

設問 3

問に当てはまる漢字を探して塗りつぶしましょう。
最後に、塗りつぶして現れる漢字を答えてください。

寅	演	宙	月	朋	明	土	士
聞	聴	懐	辰	硯	視	見	観
林	由	字	未	末	大	卵	看
木	申	子	嗅	亥	火	卯	印
本	甲	戊	西	酉	炎	迎	却
泳	永	水	氷	日	白	臼	解
己	味	昧	五	丑	旦	全	触
巳	已	乙	互	牛	午	金	融

問

❶ 五感を表す字を塗りつぶしましょう。
❷ 曜日に使われる字を塗りつぶしましょう。
❸ 十二支を表す字を塗りつぶしましょう。

現れる漢字

答えは106ページ

所要時間　　分　　秒

設問 4

問に当てはまる漢字を探して塗りつぶしましょう。
最後に、塗りつぶして現れる漢字を答えてください。

紅	考	豊	高	向	鳳	厚	公
包	廉	僧	法	双	創	練	操
候	効	鵬	攻	甲	宝	香	口
幸	孝	連	稿	報	構	更	交
校	相	装	工	蜂	草	恋	邦
方	孔	送	黄	砲	行	講	江
項	神	憐	鋼	芳	弘	功	降
航	康	朋	溝	抗	層	泡	想

問

❶「ほう」と読む字を塗りつぶしましょう。
❷「れん」と読む字を塗りつぶしましょう。
❸「そう」と読む字を塗りつぶしましょう。

現れる漢字 ［　　　］

所要時間　　分　　秒

答えは106ページ

設問 5

問に当てはまる漢字を探して塗りつぶしましょう。
最後に、塗りつぶして現れる漢字を答えてください。

秘	洗	阪	税	凍	浸	地	材	拾
法	松	坂	振	困	瑕	流	抽	秤
枠	秒	柿	稲	塔	涙	塩	板	浮
泡	柱	域	持	杉	指	洋	稼	塀
柚	冴	稀	休	派	凝	塊	担	林
垣	海	村	捧	塚	准	机	侮	浜
油	現	活	冷	枕	拍	消	秋	杖
枝	城	柵	掃	浅	揮	場	理	堤
種	凄	描	持	穂	抗	酒	推	珍

問

❶ さんずい（氵）の字を塗りつぶしましょう。
❷ きへん（木）の字を塗りつぶしましょう。
❸ つちへん（土）の字を塗りつぶしましょう。

現れる漢字

答えは106ページ
所要時間　分　秒

設問 6

問に当てはまる漢字を探して塗りつぶしましょう。
最後に、塗りつぶして現れる漢字を答えてください。

滋	知	田	福	飛	媛	歌	賀	良
岩	郡	畑	重	角	奈	姫	正	悪
石	群	佐	玉	銀	宮	犬	猫	牛
砂	歩	香	桂	金	熊	鳥	馬	鹿
土	短	長	富	人	形	秒	時	分
千	百	高	低	春	秋	愛	井	岐
三	二	島	冬	夏	梨	恋	丼	峠
海	野	山	川	目	口	茎	実	花
森	林	湖	池	足	手	木	葉	根

問

都道府県名に使われている字を塗りつぶしましょう。

現れる漢字

所要時間　　分　　秒

答えは106ページ

設問 1

来	売	掘	組	切	刈	煮
盛	学	乗	買	折	思	貼
見	寝	寄	泳	振	蹴	刷
照	書	塗	歌	撮	歩	釣
散	去	取	急	着	知	載
習	運	泣	持	減	飲	去
会	拾	住	射	待	打	出

答え 明

設問 2

久	人	元	二	巾	止	九
八	引	心	刀	三	斤	手
才	水	己	寸	小	夕	弓
力	井	上	今	口	七	女
下	牛	土	川	大	工	山
万	氏	千	月	刃	入	丈
子	戸	凡	也	干	丸	士

答え 油

設問 3

寅	演	宙	月	朋	明	土	士
聞	聴	懐	辰	硯	視	見	観
林	由	字	未	末	大	卵	看
木	申	子	嗅	亥	火	卯	印
本	甲	戊	西	酉	炎	迎	却
泳	永	水	氷	日	白	臼	解
己	味	昧	五	丑	旦	全	触
巳	已	乙	互	牛	午	金	融

答え 光

設問 4

紅	考	豊	高	向	鳳	厚	公
包	廉	僧	法	双	創	練	操
候	効	鵬	攻	甲	宝	香	口
幸	孝	連	稿	報	構	更	交
校	相	装	工	蜂	草	恋	邦
方	孔	送	黄	砲	行	講	江
項	神	憐	鋼	芳	弘	功	降
航	康	朋	溝	抗	層	泡	想

答え 花

設問 5

秘	洗	阪	税	凍	浸	地	材	拾
法	松	坂	振	困	瑕	流	抽	秤
枠	秒	柿	稲	塔	涙	塩	板	浮
泡	柱	域	持	杉	指	洋	稼	塀
柚	冴	稀	休	派	凝	塊	担	林
垣	海	村	捧	塚	准	机	侮	浜
油	現	活	冷	枕	拍	消	秋	杖
枝	城	柵	掃	浅	揮	場	理	堤
種	凄	描	持	穂	抗	酒	推	珍

答え 師

設問 6

滋	知	田	福	飛	媛	歌	賀	良
岩	郡	畑	重	角	奈	姫	正	悪
石	群	佐	玉	銀	宮	犬	猫	牛
砂	歩	香	桂	金	熊	鳥	馬	鹿
土	短	長	富	人	形	秒	時	分
千	百	高	低	春	秋	愛	井	岐
三	二	島	冬	夏	梨	恋	丼	峠
海	野	山	川	目	口	茎	実	花
森	林	湖	池	足	手	木	葉	根

答え 距

第12章 同音熟語探し

解き方

❶マスの中にある同じ読みをする二字熟語のペアを探すパズルです。

【例題】

正	力	球	児
解	好	調	万
校	有	政	界
長	旧	字	引

❷二字熟語はタテかヨコで探してください。
一度使った漢字はふたたび使うことはできません。

正	力	球	児
解	好	調	万
校	有	政	界
長	旧	字	引

❸最後に、残った漢字でできる四字熟語を答えてください。

正	力	球	児
解	好	調	万
校	有	政	界
長	旧	字	引

答え：万有引力

設問
1

枠内には二字熟語がタテ、ヨコに並んで入っています。同じ読みをする二字熟語のペアを探して消しましょう。最後に残った4つの漢字でできる四字熟語を答えてください。

天	木	妖	精	依	資
下	見	当	開	頼	格
養	指	示	放	回	照
成	点	火	検	支	会
四	角	紹	討	持	馬
以	来	介	転	快	方

答え

答えは114ページ

所要時間　分　秒

設問 2

枠内には二字熟語がタテ、ヨコに並んで入っています。同じ読みをする二字熟語のペアを探して消しましょう。最後に残った4つの漢字でできる四字熟語を答えてください。

親	予	階	段	関	節
交	知	確	信	口	夏
不	変	早	温	室	季
葉	怪	火	気	核	心
音	談	余	地	言	普
質	進	行	間	接	遍

答え

所要時間　　分　　秒

答えは114ページ

設問 3

枠内には二字熟語がタテ、ヨコに並んで入っています。同じ読みをする二字熟語のペアを探して消しましょう。最後に残った5つの漢字でできる五字熟語を答えてください。

飛	容	易	侵	不	朽	常
躍	飯	未	害	秘	想	像
排	球	完	日	薬	朝	保
婦	心	外	配	給	刊	障
人	茶	創	酵	母	公	募
補	蜜	造	事	布	陣	用
償	柑	普	及	長	官	意

答え

答えは114ページ

所要時間　　分　　秒

設問 4

枠内には二字熟語がタテ、ヨコに並んで入っています。同じ読みをする二字熟語のペアを探して消しましょう。最後に残った5つの漢字でできる五字熟語を答えてください。

暗	算	海	草	人	愛	称
辞	検	的	選	択	自	権
典	証	仮	定	観	転	公
機	械	豊	富	点	基	演
寒	天	公	回	洗	懸	賞
家	抱	園	送	濯	奇	安
庭	負	本	相	性	怪	産

答え

所要時間　　分　　秒

答えは114ページ

設問 5

枠内には二字熟語がタテ、ヨコに並んで入っています。同じ読みをする二字熟語のペアを探して消しましょう。最後に残った4つの漢字でできる四字熟語を答えてください。

有	終	回	収	工	器	官	創
転	脅	威	志	習	慣	優	意
嫁	画	特	向	磁	器	秀	態
相	違	異	帰	講	以	前	勢
自	認	依	還	義	抗	図	辞
思	考	然	次	期	議	交	任
耐	高	尚	胸	得	意	渉	週
性	改	修	囲	作	添	加	間

答え

答えは114ページ

所要時間　分　秒

設問 6

枠内には二字熟語がタテ、ヨコに並んで入っています。同じ読みをする二字熟語のペアを探して消しましょう。最後に残った4つの漢字でできる四字熟語を答えてください。

縁	起	内	輪	慎	接	嘱	託
若	回	顧	舞	重	種	業	懐
干	胡	閉	台	威	適	格	古
書	椒	口	鑑	光	弱	冠	団
異	色	卒	賞	的	感	傷	扇
食	恒	意	向	確	故	部	隊
卓	星	演	身	長	障	移	植
摂	取	技	平	行	構	成	証

答え

所要時間　　分　　秒

答えは114ページ

設問1

天	**木**	妖	精	依	資
下	見	当	開	頼	格
養	指	示	放	**回**	照
成	点	火	検	支	会
四	角	紹	討	持	**馬**
以	来	介	**転**	快	方

答え 回転木馬

設問2

親	予	階	段	関	節
交	知	確	信	**口**	夏
不	変	**早**	温	室	季
葉	怪	火	気	核	心
音	談	余	地	**言**	普
質	進	行	間	接	遍

答え 早口言葉

設問3

飛	容	易	侵	不	朽	**常**
躍	**飯**	未	害	秘	想	像
排	球	完	**日**	薬	朝	保
婦	心	外	配	給	刊	障
人	**茶**	創	酵	母	公	募
補	蜜	造	**事**	布	陣	用
償	柑	普	及	長	官	意

答え 日常茶飯事

設問4

暗	算	海	草	**人**	愛	称
辞	検	**的**	選	択	自	**権**
典	証	仮	定	観	転	公
機	械	豊	富	点	**基**	演
寒	天	公	回	洗	懸	賞
家	抱	園	送	濯	奇	安
庭	負	**本**	相	性	怪	産

答え 基本的人権

設問5

有	終	回	収	**工**	器	官	創
転	脅	威	志	習	慣	優	意
嫁	**画**	特	向	磁	器	秀	態
相	違	異	帰	講	以	前	勢
自	認	依	還	義	抗	**図**	辞
思	考	然	次	期	議	交	任
耐	高	尚	胸	得	意	渉	週
性	改	修	囲	**作**	添	加	間

答え 図画工作

設問6

縁	起	内	輪	慎	接	嘱	託
若	回	顧	舞	重	種	**業**	懐
干	胡	閉	台	威	適	格	古
書	椒	口	鑑	光	弱	冠	団
異	色	**卒**	賞	的	感	傷	扇
食	恒	意	向	確	故	部	隊
卓	星	演	身	長	障	移	植
摂	取	技	平	行	構	成	**証**

答え 卒業証書

第13章 バラバラ漢字足し算

解き方

❶4つのばらばらになったパーツを組み立てて、二字熟語を答えるパズルです。

【例題】

心 ＋ 己 ＋ 今 ＋ 言 ＝ □□

❷頭の中でタテやヨコに組み立てて、漢字を2つ作ります。

心 ＋ 己 ＋ 今 ＋ 言 ＝ □□

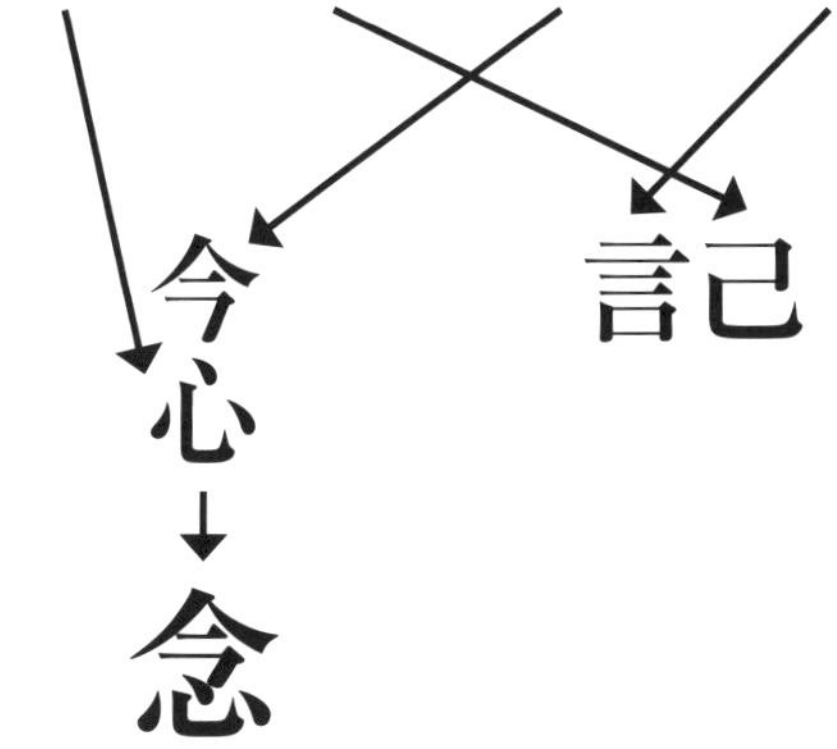

❸最後に組み立ててできた漢字を並べ替えてできる二字熟語を答えます。

答え 記念

設問 1

二字熟語が4つのパーツにばらばらになっています。この4つのパーツを頭の中で組み立てて、熟語を完成させてください。

❶ 辛 + 口 + 古 + 舌 = □□

❷ 北 + 京 + 日 + 月 = □□

❸ 糸 + 言 + 田 + 十 = □□

❹ 田 + 衣 + 代 + 月 = □□

❺ 会 + 少 + 石 + 糸 = □□

❻ 王 + 斗 + 里 + 米 = □□

❼ 心 + 古 + 自 + 女 = □□

答えは122ページ

所要時間　　分　　秒

設問 2

二字熟語が４つのパーツにばらばらになっています。この４つのパーツを頭の中で組み立てて、熟語を完成させてください。

❶ 今 ＋ 口 ＋ 寺 ＋ 言 ＝ □□

❷ 云 ＋ 口 ＋ 口 ＋ 車 ＝ □□

❸ 十 ＋ 日 ＋ 月 ＋ 兄 ＝ □□

❹ 大 ＋ 白 ＋ 羽 ＋ 口 ＝ □□

❺ 一 ＋ 中 ＋ 方 ＋ 貝 ＝ □□

❻ 免 ＋ 十 ＋ 日 ＋ 日 ＝ □□

❼ 十 ＋ 支 ＋ 豆 ＋ 舌 ＝ □□

所要時間　　分　　秒　答えは122ページ

設問 3

二字熟語が４つのパーツにばらばらになっています。この４つのパーツを頭の中で組み立てて、熟語を完成させてください。

❶ 尺 ＋ 番 ＋ 言 ＋ 羽 ＝

❷ 間 ＋ 日 ＋ 立 ＋ 音 ＝

❸ 糸 ＋ 合 ＋ 心 ＋ 公 ＝

❹ 木 ＋ 心 ＋ 予 ＋ 目 ＝

❺ 加 ＋ 穴 ＋ 工 ＋ 木 ＝

❻ 一 ＋ 青 ＋ 大 ＋ 日 ＝

❼ 府 ＋ 豆 ＋ 内 ＋ 人 ＝

答えは122ページ

所要時間　分　秒

設問 4

二字熟語が４つのパーツにばらばらになっています。この４つのパーツを頭の中で組み立てて、熟語を完成させてください。

❶ 非 ＋ 鳥 ＋ 口 ＋ 心 ＝

❷ 月 ＋ 鬼 ＋ 旦 ＋ 云 ＝

❸ 目 ＋ 田 ＋ 少 ＋ 各 ＝

❹ 口 ＋ 馬 ＋ 貝 ＋ 尺 ＝

❺ 八 ＋ 金 ＋ 米 ＋ 刀 ＝

❻ 言 ＋ 里 ＋ 立 ＋ 舌 ＝

❼ 日 ＋ 月 ＋ 同 ＋ 皿 ＝

所要時間　　分　　秒

答えは122ページ

設問 5

二字熟語が４つのパーツにばらばらになっています。この４つのパーツを頭の中で組み立てて、熟語を完成させてください。

❶ 麻 ＋ 求 ＋ 王 ＋ 鬼 ＝

❷ 竹 ＋ 月 ＋ 手 ＋ 力 ＝

❸ 貝 ＋ 太 ＋ 任 ＋ 馬 ＝

❹ 里 ＋ 立 ＋ 日 ＋ 旦 ＝

❺ 門 ＋ 貝 ＋ 伐 ＋ 才 ＝

❻ 日 ＋ 斤 ＋ 定 ＋ 車 ＝

❼ 真 ＋ 手 ＋ 幸 ＋ 丸 ＝

答えは122ページ

所要時間　分　秒

設問 6

二字熟語が４つのパーツにばらばらになっています。この４つのパーツを頭の中で組み立てて、熟語を完成させてください。

❶ 十 ＋ 朱 ＋ 王 ＋ 具 ＝

❷ 又 ＋ 双 ＋ 原 ＋ 木 ＝

❸ 木 ＋ 言 ＋ 無 ＋ 甘 ＝

❹ 牛 ＋ 豆 ＋ 寸 ＋ 門 ＝

❺ 毎 ＋ 内 ＋ 木 ＋ 人 ＝

❻ 刀 ＋ 人 ＋ 口 ＋ 走 ＝

❼ 世 ＋ 木 ＋ 番 ＋ 虫 ＝

所要時間　　分　　秒

答えは122ページ

設問1

❶固辞 ❷背景
❸累計 ❹胃袋
❺砂絵 ❻料理
❼姑息

設問2

❶詩吟 ❷回転
❸克明 ❹因習
❺貴方 ❻早晩
❼舌鼓

設問3

❶翻訳 ❷暗闇
❸総合 ❹予想
❺架空 ❻天晴
❼豆腐

設問4

❶悲鳴 ❷魂胆
❸省略 ❹駅員
❺金粉 ❻童話
❼同盟

設問5

❶魔球 ❷手筋
❸駄賃 ❹音量
❺財閥 ❻暫定
❼真摯

設問6

❶真珠 ❷桑原
❸無謀 ❹闘牛
❺梅肉 ❻超人
❼蝶番

第14章 漢字ミニクロス

解き方

❶カギの文章をヒントに、漢字でマスを埋めるパズルです。

【例題】

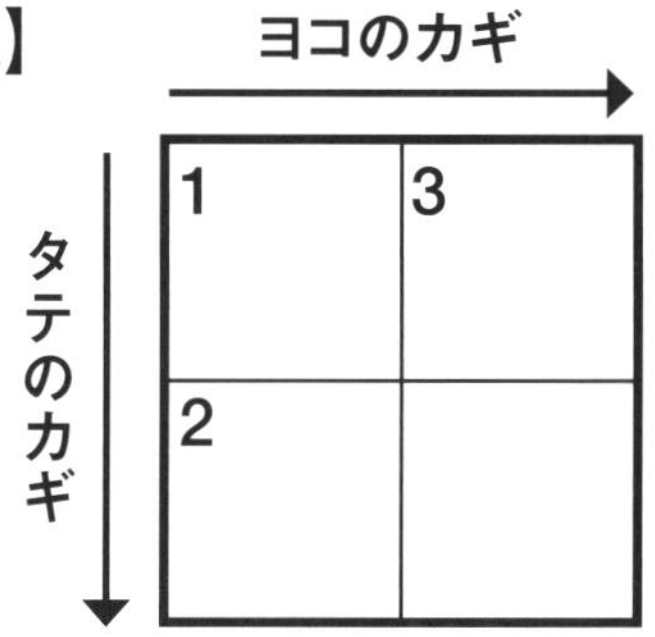

ヨコ1 手縫いの基本の一種
ヨコ2 労働の対価
タテ1 乗り物に乗ったときに払う
タテ3 糸状の金属

❷すべてのマスが埋まるように答えを導き出しましょう。

1 運	3 針
2 賃	金

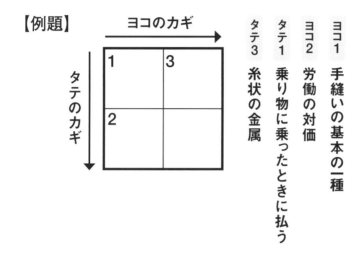

設問 1

タテ、ヨコのヒントから二字熟語を考えて、マスを埋めましょう。

❶

1	3
2	

ヨコ1　武芸の練習をする施設

ヨコ2　からだの調子や状態

タテ1　もの作りで使うと便利

タテ3　ものごとの状況。局面

❷

1	3
2	

ヨコ1　英語ではケミストリー

ヨコ2　健康診断で測る背の高さ

タテ1　生まれ変わり

タテ3　大学の教職員のトップ

❸

1	3
2	

ヨコ1　キング。国の支配者

ヨコ2　英語ではガール

タテ1　ヨコ1の娘

タテ3　ありさま。状況

❹

1	3
2	

ヨコ1　男性用スーツの上着

ヨコ2　ものとものとのまんなかあたり

タテ1　お腹の反対側

タテ3　客などを迎える大きな部屋

答えは130ページ

所要時間　　分　　秒

設問2

タテ、ヨコのヒントから二字熟語を考えて、マスを埋めましょう。

❶

1	3
2	

ヨコ1　規模の大きな会社。⇔零細

ヨコ2　言葉のキャッチボール

タテ1　一位を決める集まりや催し

タテ3　身振りだけでするヨコ2

❷

1	3
2	

ヨコ1　酢飯の上にネタをのせる日本食

ヨコ2　立場が上の人が下に出す

タテ1　生まれてから死ぬまで

タテ3　軍隊で部隊を指揮すること

❸

1	3
2	

ヨコ1　占いではヒツジ、ウシ、水がめなどが

ヨコ2　誰もすわっていないところ

タテ1　晴れた夜に広がる

タテ3　すわるところ

❹

1	3
2	

ヨコ1　子ども向きのブック

ヨコ2　タテ1を仕事にしている人

タテ1　紙などに風景や人物を描く

タテ3　一族や流派のおおもと

所要時間　　分　　秒　答えは130ページ

設問 3

タテ、ヨコのヒントから二字熟語を考えて、マスを埋めましょう。

❶

1	3
2	

- ヨコ1　拇印で使うフィンガー
- ヨコ2　作品を陳列して見せること
- タテ1　封筒に書かれていたら本人以外見てはダメ
- タテ3　人にさしずすること

❷

1	3
2	

- ヨコ1　身のこなし
- ヨコ2　不動産以外の形のあるもの
- タテ1　英語ではアニマル
- タテ3　芸術活動によってできたもの

❸

1	3
2	

- ヨコ1　視力の補正につかう道具
- ヨコ2　ボールの表部分
- タテ1　目玉のことです
- タテ3　物像のうつる部分

❹

1	3
2	

- ヨコ1　大渦を巻く強い低気圧
- ヨコ2　省略などをしない正当なやり方
- タテ1　芝居などのセリフが書かれている
- タテ3　偉くなるとでてくるらしい

答えは130ページ

所要時間　分　秒

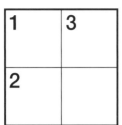

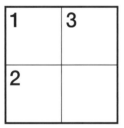

設問 4

タテ、ヨコのヒントから二字熟語を考えて、マスを埋めましょう。

❶

1	3
2	

ヨコ1　金銭をやたらにつかうこと

ヨコ2　かけたりしいたりする寝具

タテ1　まきちらすこと

タテ3　目的のために集められたお金や集合体

❷

1	3
2	

ヨコ1　お参りなどをする神道の施設

ヨコ2　出演者の控室

タテ1　日本の祭事で楽器の音に合わせて舞う

タテ3　企業が仕事をする建物

❸

1	3
2	

ヨコ1　計画して造った広いガーデン

ヨコ2　ベースボールをする青少年

タテ1　コートでラケットを使いボールを打ち合う

タテ3　未就学施設に通う子ども

❹

1	3
2	

ヨコ1　専門でないピープル

ヨコ2　江戸幕府の旗本や御家人

タテ1　ありのままで飾り気がない様子

タテ2　英語で言ったらキャロット

所要時間　　分　　秒

答えは130ページ

設問 5

タテ、ヨコのヒントから二字熟語を考えて、マスを埋めましょう。

❶

1	3
2	

ヨコ1　暮らしのための仕事

ヨコ2　夏の風物詩。空に打ち上げるものも

タテ1　いきた花。⇔造花

タテ3　地獄の炎

❷

1	3
2	

ヨコ1　太陽が沈んでも明るい現象

ヨコ2　本屋さん

タテ1　英語ではホワイトペーパー

タテ3　縁日に出る屋台など

❸

1	3
2	

ヨコ1　日本の城の最も主要な一区画

ヨコ2　材料はテングサ

タテ1　正直な気持ち

タテ3　輪切りにした材木

❹

1	3
2	

ヨコ1　ボートなどの先端部分

ヨコ2　知力、ブレイン、○○明晰

タテ1　英語で言ったらボートマン

タテ3　政府などの中心人物

答えは130ページ

所要時間　　分　　秒

設問6

タテ、ヨコのヒントから二字熟語を考えて、マスを埋めましょう。

❶

1	3
2	

ヨコ1　桜の下での集会

ヨコ2　ヨコ1で食べたい

タテ1　桜のこれはたいてい5枚

タテ3　大体の方向や数量

❷

1	3
2	

ヨコ1　皮で餡を包んだ和菓子の一種

ヨコ2　ニューイヤー

タテ1　一番のおニュー

タテ3　ミドル世代

❸

1	3
2	

ヨコ1　ただ。タテ3がいらないこと

ヨコ2　メッキがはげると出てくる

タテ1　布などでもようがないもの

タテ3　サービスへの支払い

❹

1	3
2	

ヨコ1　ウォーターが丸くなったもの

ヨコ2　もとは銀貨の鋳造場所

タテ1　昔の温度計の中に入っていた

タテ2　王様の席や椅子

所要時間　　分　　秒　答えは130ページ

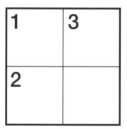

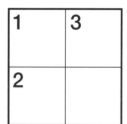

設問 1

❶

1 道	3 場
2 具	合

❷

1 化	3 学
2 身	長

❸

1 王	3 様
2 女	子

❹

1 背	3 広
2 中	間

設問 2

❶

1 大	3 手
2 会	話

❷

1 寿	3 司
2 命	令

❸

1 星	3 座
2 空	席

❹

1 絵	3 本
2 画	家

設問 3

❶

1 親	3 指
2 展	示

❷

1 動	3 作
2 物	品

❸

1 眼	3 鏡
2 球	面

❹

1 台	3 風
2 本	格

設問 4

❶

1 散	3 財
2 布	団

❷

1 神	3 社
2 楽	屋

❸

1 庭	3 園
2 球	児

❹

1 素	3 人
2 直	参

設問 5

❶

1 生	3 業
2 花	火

❷

1 白	3 夜
2 書	店

❸

1 本	3 丸
2 心	太

❹

1 船	3 首
2 頭	脳

設問 6

❶

1 花	3 見
2 弁	当

❷

1 最	3 中
2 新	年

❸

1 無	3 料
2 地	金

❹

1 水	3 玉
2 銀	座

第15章 熟語十字パズル

解き方

❶十字に配置された問題の、周りにある漢字をヒントに、中央の□に入る漢字を答えるパズルです。

【例題】

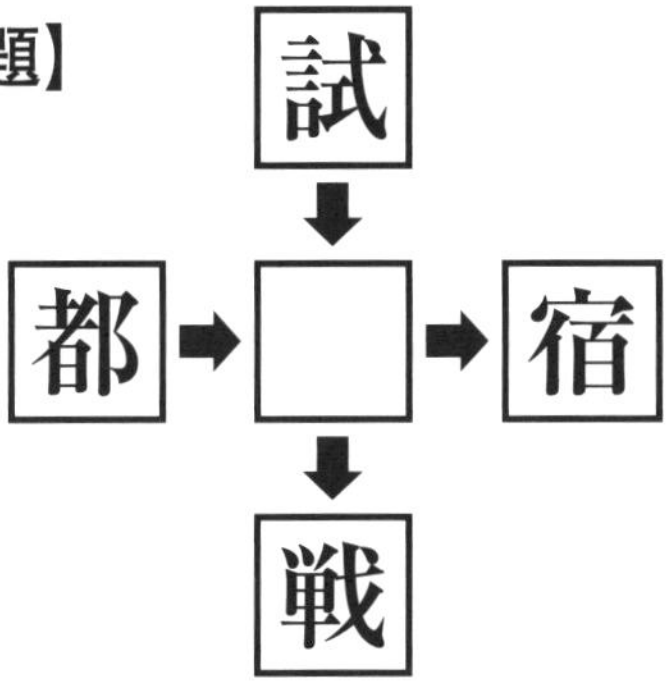

❷矢印の向きに読んだときに、それぞれが二字熟語になるように□に入る漢字を答えてください。

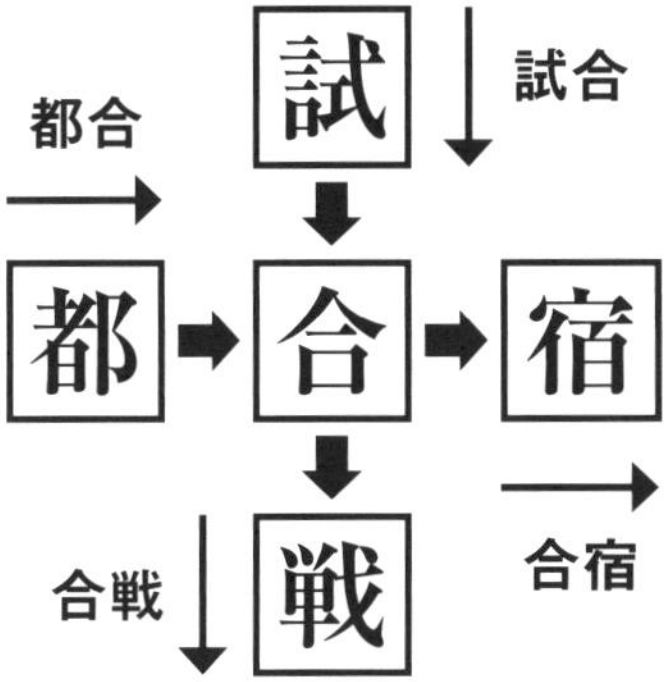

設問 1

□内の漢字を矢印の方向に読んだときに、二字熟語ができるように中央の□に漢字を入れてください。最後に❶～❹の□に入る漢字を並べ替えてできる四字熟語を答えてください。

❶

	今 ↓	
統 →	□	→ 寸
	↓ 際	

❷

	寒 ↓	
晴 →	□	→ 使
	↓ 丼	

❸

	手 ↓	
景 →	□	→ 物
	↓ 種	

❹

	落 ↓	
靴 →	□	→ 見
	↓ 校	

答え □□□□

答えは138ページ

所要時間　　分　　秒

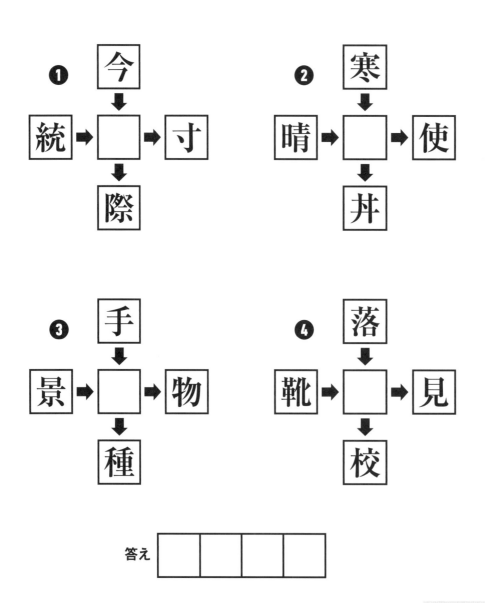

設問 2

□内の漢字を矢印の方向に読んだときに、二字熟語ができるように中央の□に漢字を入れてください。最後に❶～❹の□に入る漢字を並べ替えてできる四字熟語を答えてください。

❶

戦
↓
午 → □ → 釜
↓
退

❷

真
↓
青 → □ → 席
↓
手

❸

寸
↓
出 → □ → 頭
↓
科

❹

気
↓
断 → □ → 食
↓
対

答え　□□□□

所要時間　　分　　秒

答えは138ページ

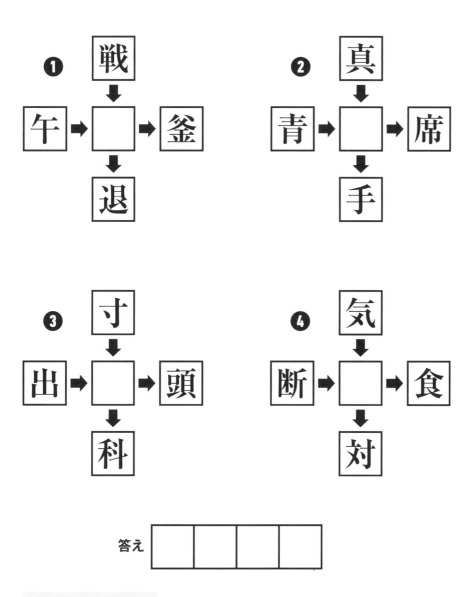

設問3

□内の漢字を矢印の方向に読んだときに、二字熟語ができるように中央の□に漢字を入れてください。最後に❶～❹の□に入る漢字を並べ替えてできる四字熟語を答えてください。

❶
湯 → □
行 → □ → 銀
□ → 素

❷
自 → □
怪 → □ → 流
□ → 輩

❸
塩 → □
美 → □ → 園
□ → 舎

❹
強 → □
索 → □ → 導
□ → 用

答え □□□□

答えは138ページ

所要時間　分　秒

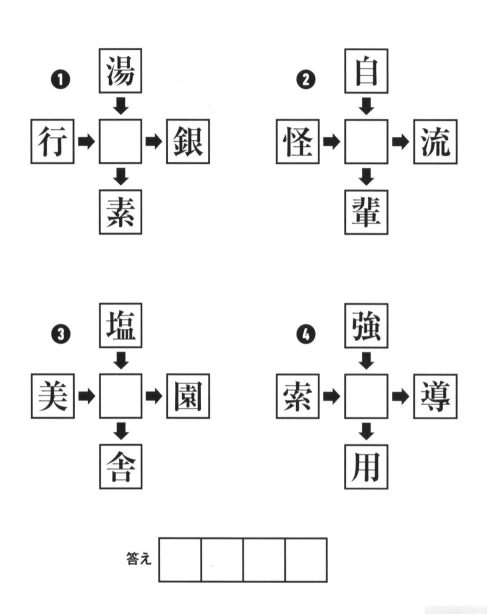

設問 4

□内の漢字を矢印の方向に読んだときに、二字熟語ができるように中央の□に漢字を入れてください。最後に❶〜❹の□に入る漢字を並べ替えてできる四字熟語を答えてください。

❶

運
↓
逆 → □ → 校
↓
嫁

❷

了
↓
伝 → □ → 知
↓
認

❸

縁
↓
突 → □ → 床
↓
業

❹

小
↓
集 → □ → 局
↓
納

答え □□□□

所要時間　　分　　秒
答えは138ページ

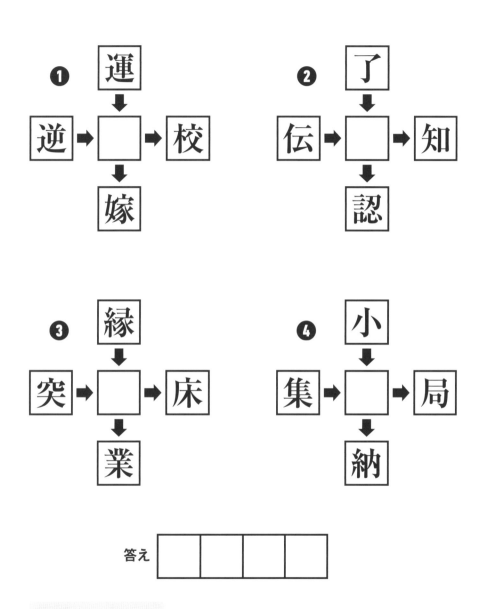

設問5

□内の漢字を矢印の方向に読んだときに、二字熟語ができるように中央の□に漢字を入れてください。最後に❶～❹の□に入る漢字を並べ替えてできる四字熟語を答えてください。

❶
雨 ↓ □ ↓ 穴
古 → □ → 鈴

❷
白 ↓ □ ↓ 居
文 → □ → 肉

❸
満 ↓ □ ↓ 刊
来 → □ → 日

❹
草 ↓ □ ↓ 火
開 → □ → 弁

答え □□□□

答えは138ページ
所要時間　分　秒

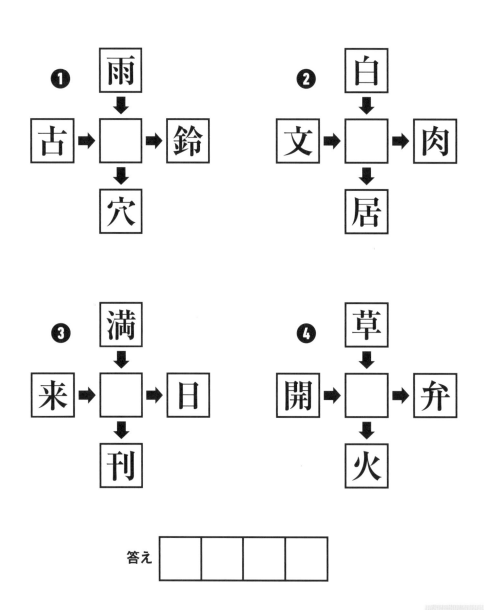

設問 6

□内の漢字を矢印の方向に読んだときに、二字熟語ができるように中央の□に漢字を入れてください。最後に❶～❹の□に入る漢字を並べ替えてできる四字熟語を答えてください。

❶

家
↓
発 → □ → 池
↓
気

❷

宝
↓
化 → □ → 頭
↓
英

❸

直
↓
聖 → □ → 山
↓
薬

❹

稲
↓
脚 → □ → 沢
↓
栄

答え □□□□

所要時間　　分　　秒　答えは138ページ

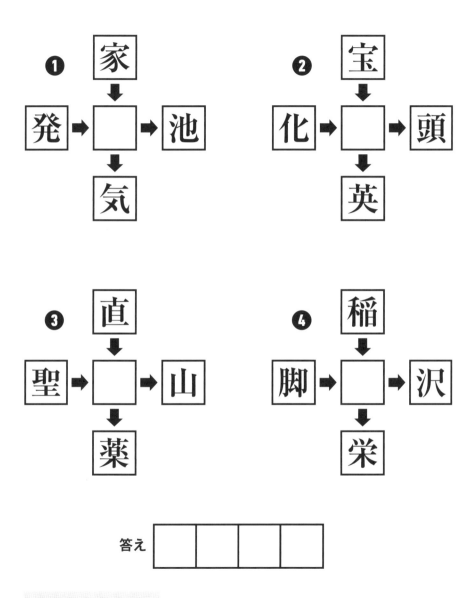

設問 1

❶ 一
❷ 天
❸ 品
❹ 下

答え				
	天	下	一	品

設問 2

❶ 後
❷ 空
❸ 前
❹ 絶

答え				
	空	前	絶	後

設問 3

❶ 水
❷ 我
❸ 田
❹ 引

答え				
	我	田	引	水

設問 4

❶ 転
❷ 承
❸ 起
❹ 結

答え				
	起	承	転	結

設問 5

❶ 風
❷ 鳥
❸ 月
❹ 花

答え				
	花	鳥	風	月

設問 6

❶ 電
❷ 石
❸ 火
❹ 光

答え				
	電	光	石	火

第16章 穴埋めしりとり

解き方

❶マスに入った漢字をヒントに、リストにある漢字を使って二字熟語になるようにマスを埋めます。2マス目に入る漢字は、しりとりになるように次の1マス目に入ります。

【例題】

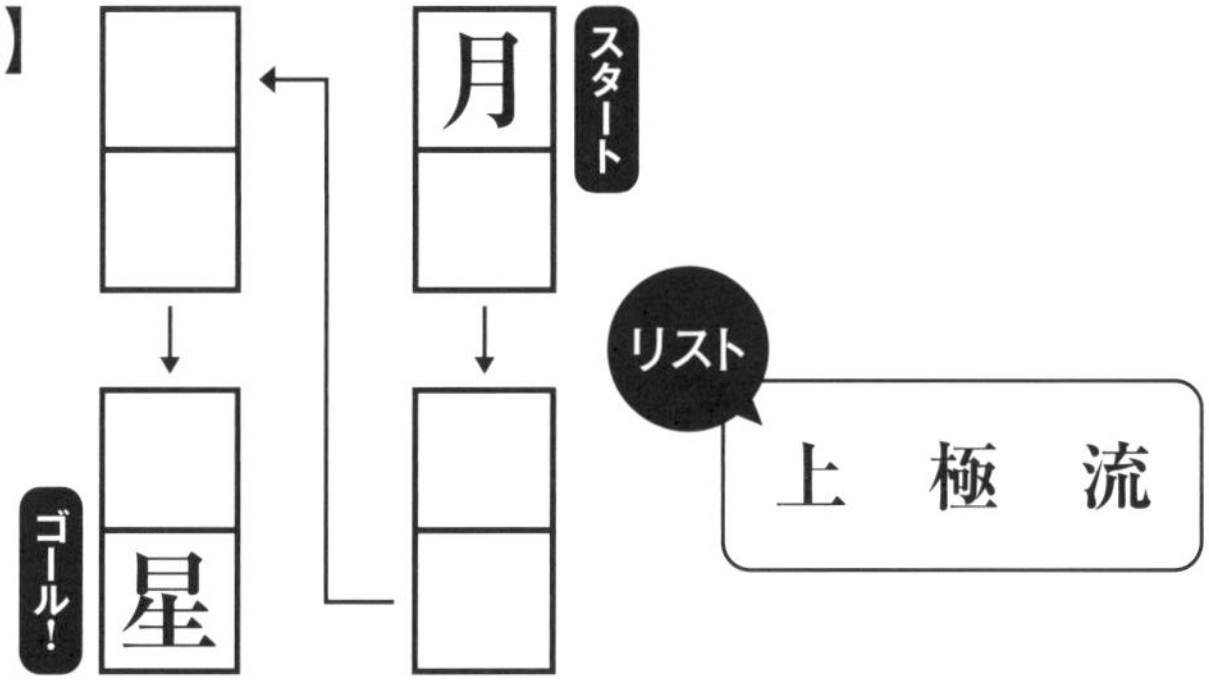

❷リストの漢字をすべて使い、スタートからゴールまですべてのマスを埋めてください。

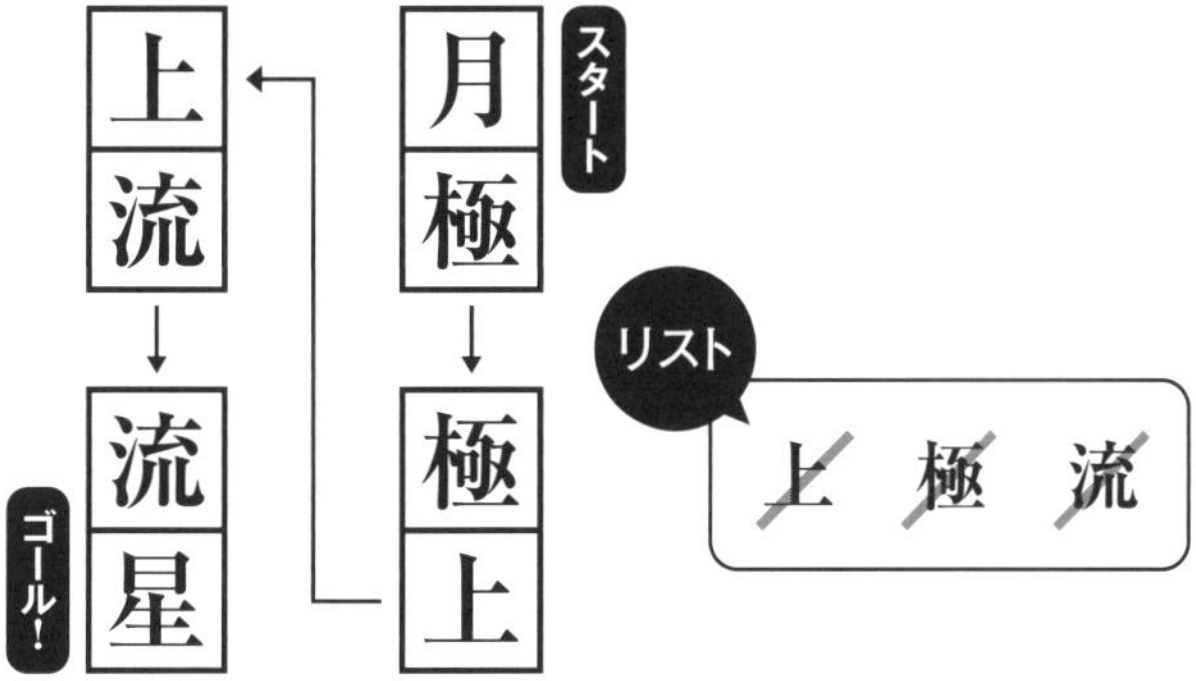

設問1

2つずつあるマスには二字熟語が入ります。マスに入った漢字をヒントに、二字熟語がしりとりになるようにリストの漢字を使ってマスを埋めてください。

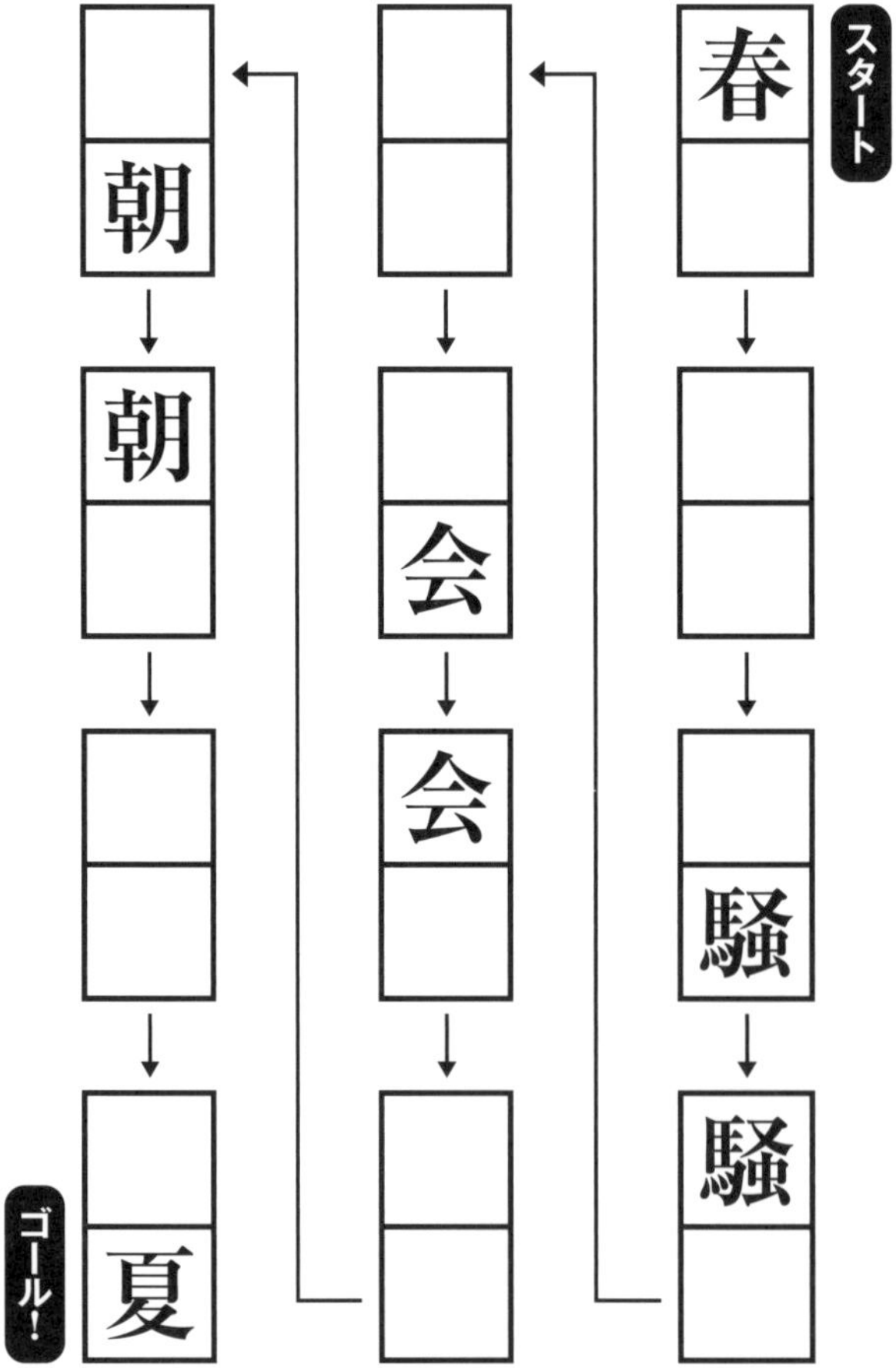

リスト

機
日
巻
動
常
釈
物
明

答えは146ページ

所要時間　　分　　秒

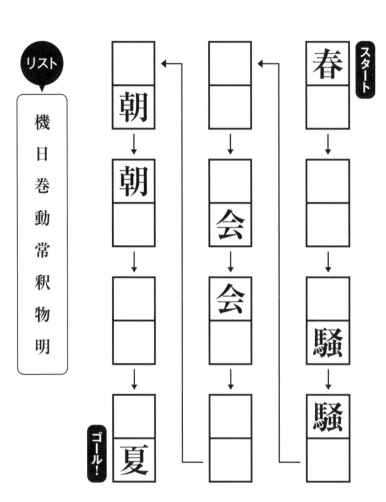

設問2

2つずつあるマスには二字熟語が入ります。マスに入った漢字をヒントに、二字熟語がしりとりになるようにリストの漢字を使ってマスを埋めてください。

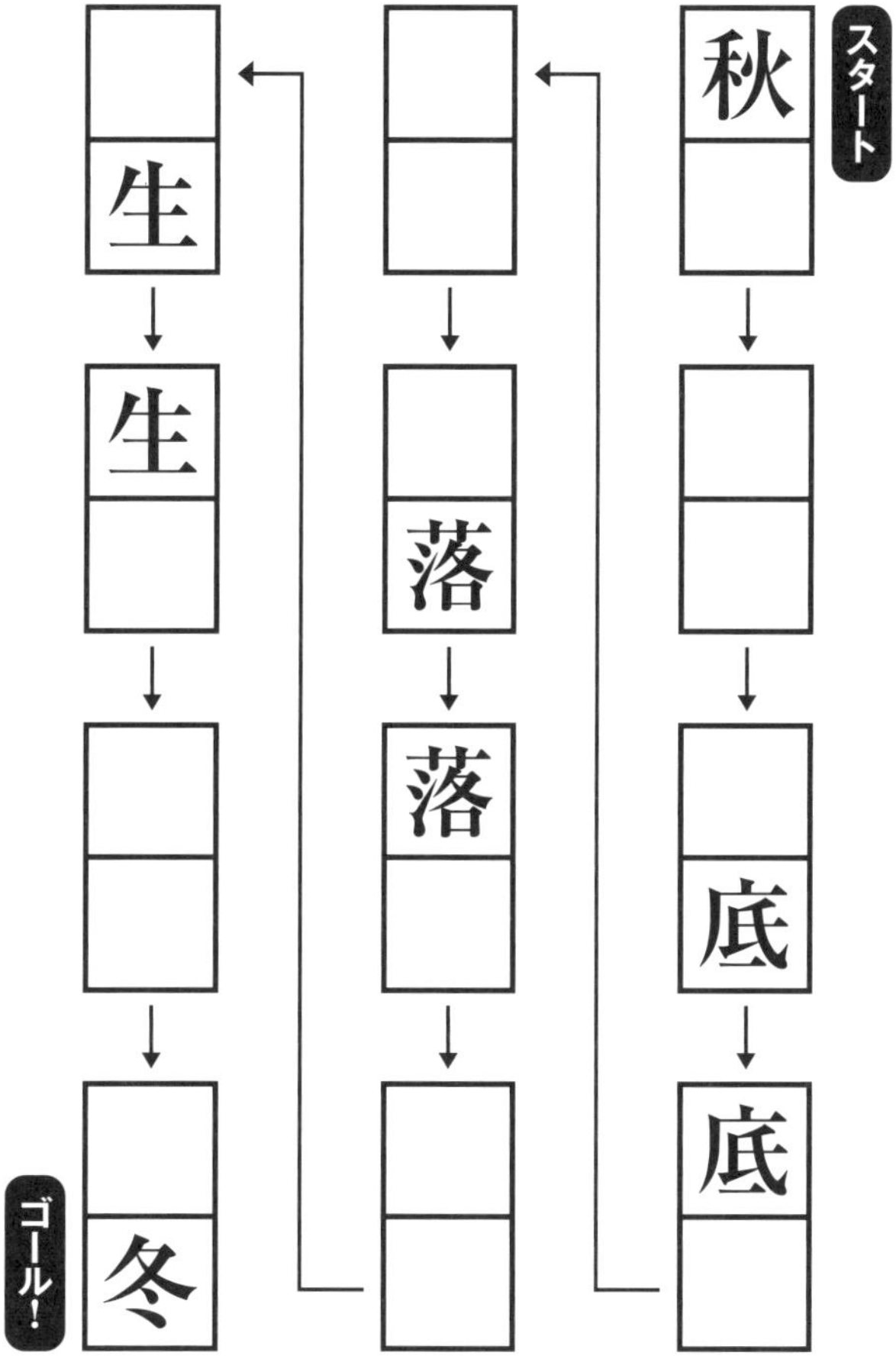

リスト

木　値　桜　立　葉　鍋　段　書

所要時間　　分　　秒
答えは146ページ

設問3

2つあるマスには二字熟語が入ります。マスに入った漢字をヒントに、二字熟語がしりとりになるようにリストの漢字を使ってマスを埋めてください。

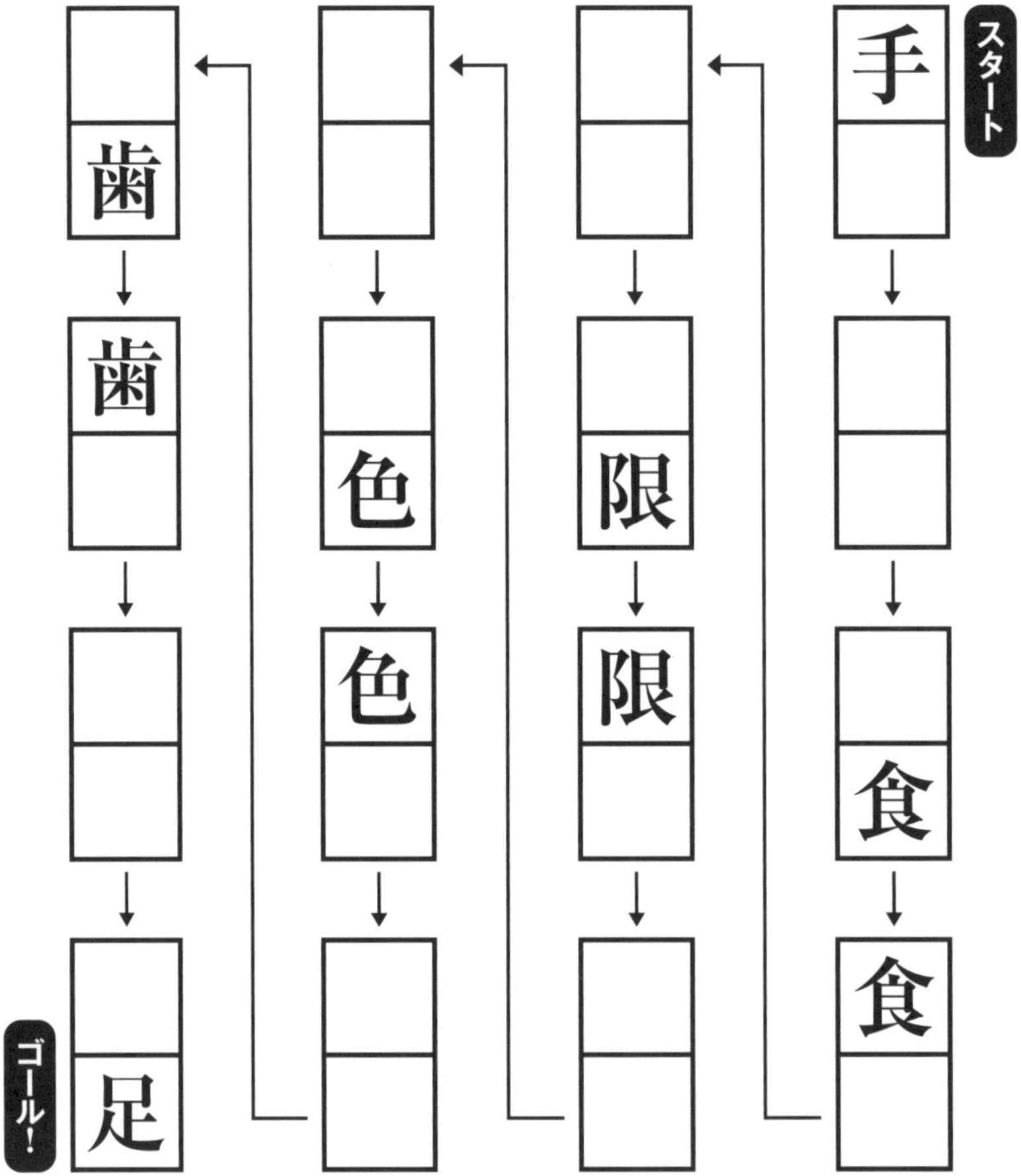

リスト

定　車　日　灰　両　間　先　前　際　石　気

答えは146ページ

所要時間　　分　　秒

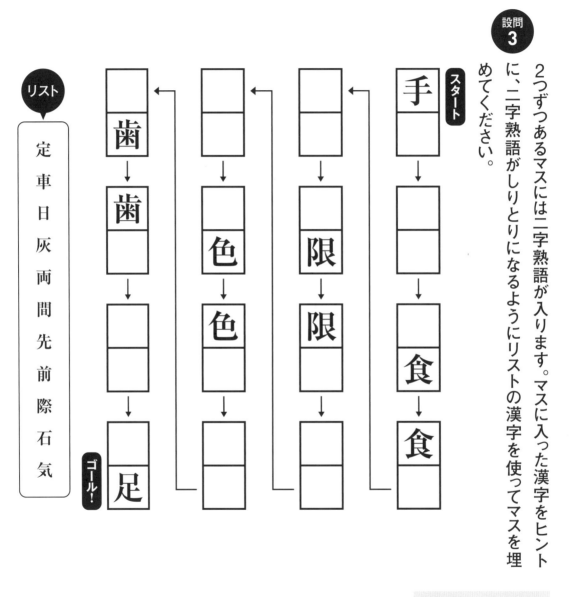

設問4

2つずつあるマスには二字熟語が入ります。マスに入った漢字をヒントに、二字熟語がしりとりになるようにリストの漢字を使ってマスを埋めてください。

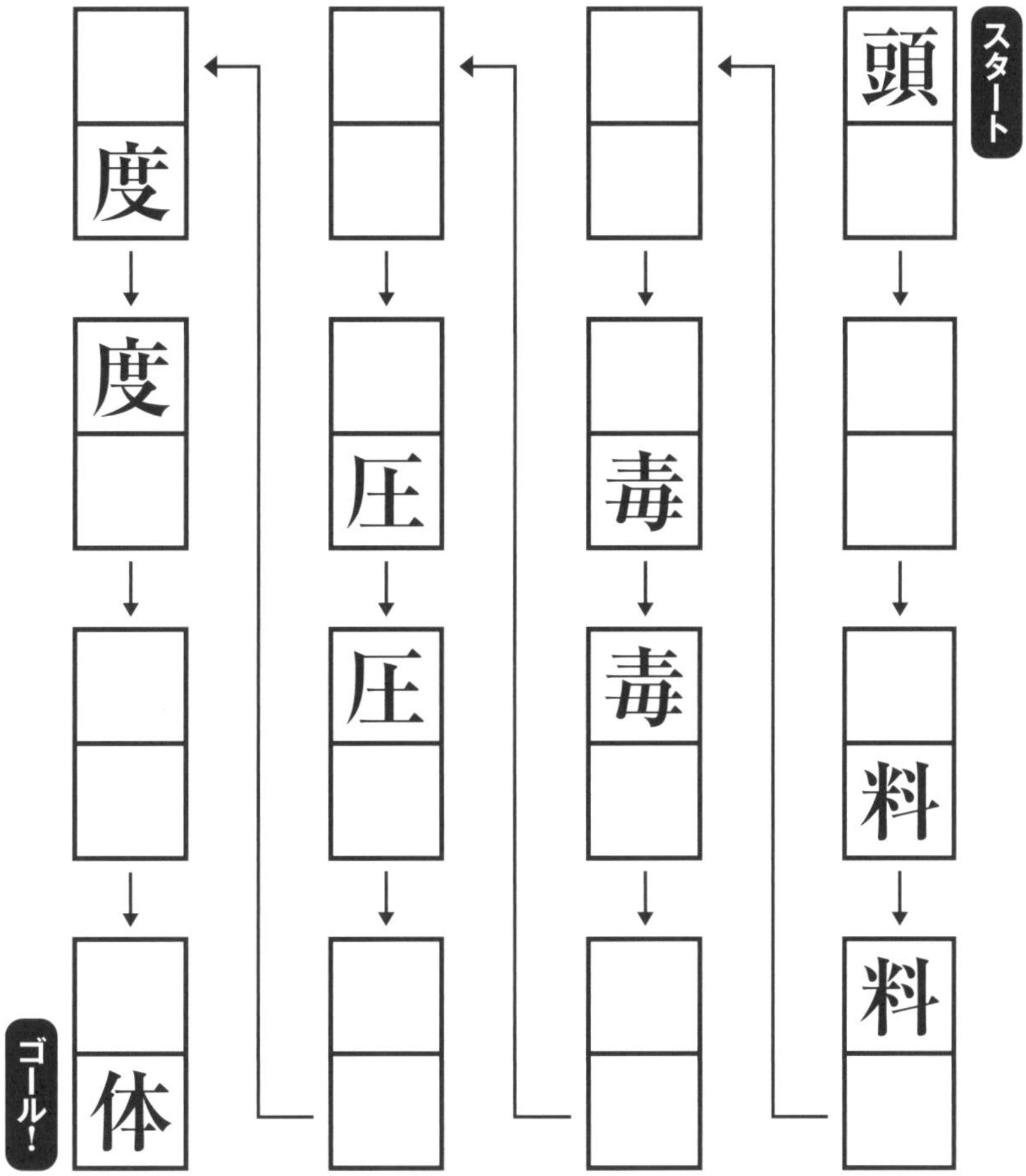

リスト

筆　材　尺　図　直　取　理　巻　合　素　解

所要時間　　分　　秒　答えは146ページ

設問 5

2つずつあるマスには二字熟語が入ります。マスに入った漢字をヒントに、二字熟語がしりとりになるようにリストの漢字を使ってマスを埋めてください。

スタート

赤□ → □□ → □□ → □因 → 因□

□□ → □□ → □力 → 力□ → □□

□□ → □空 → 空□ → □□ → □□

□貴 → 貴□ → □□ → □□ → □青

ゴール！

リスト

大 兄 道 火 群 物 草 長 点 気 重 果 体 星 原

答えは146ページ

所要時間　分　秒

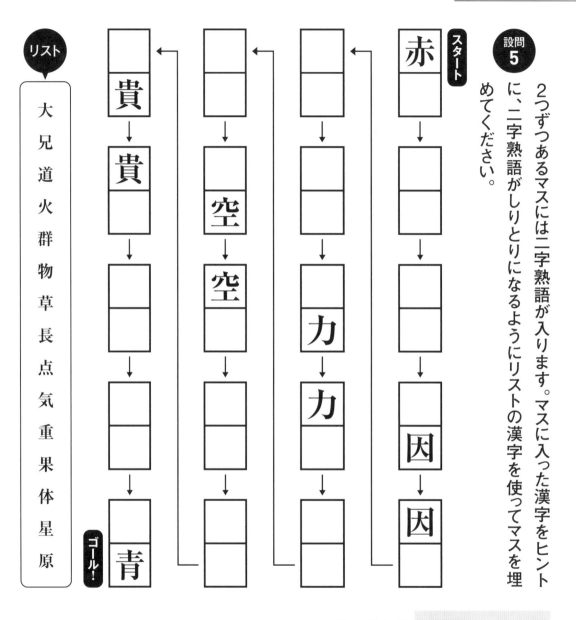

設問 6

2つずつあるマスには二字熟語が入ります。マスに入った漢字をヒントに、二字熟語がしりとりになるようにリストの漢字を使ってマスを埋めてください。

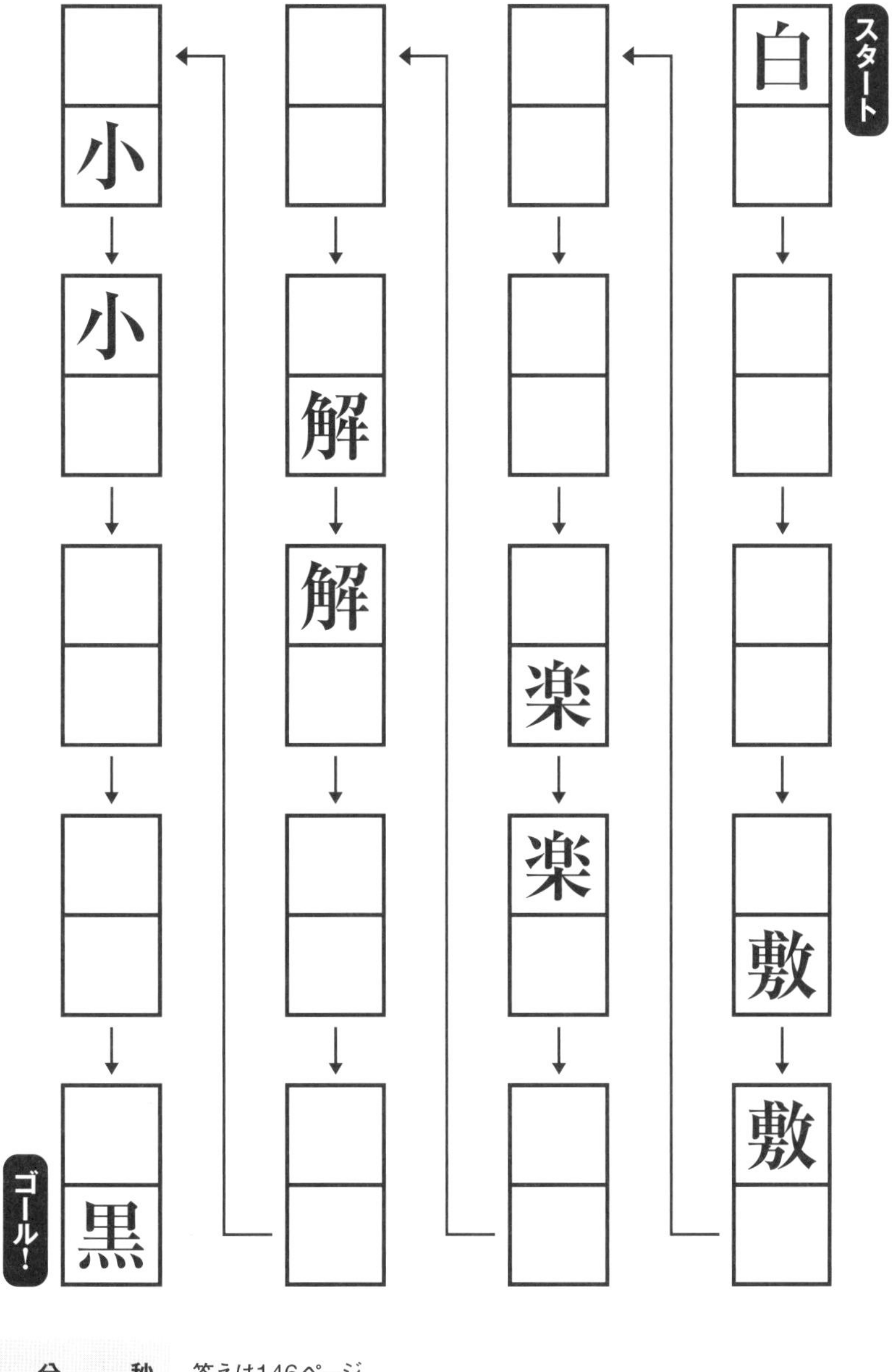

リスト

石 放 田 金 分 団 暗 説 電 魚 座 明 極 子 油

所要時間　　分　　秒

答えは146ページ

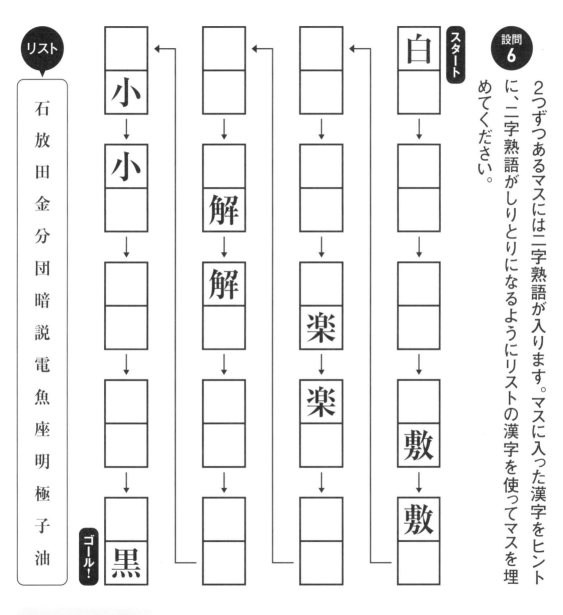

設問 1

春巻 → 巻物 → 物騒 → 騒動
動機 → 機会 → 会釈 → 釈明
明朝 → 朝日 → 日常 → 常夏

設問 2

秋桜 → 桜鍋 → 鍋底 → 底値
値段 → 段落 → 落葉 → 葉書
書生 → 生木 → 木立 → 立冬

設問 3

手先 → 先日 → 日食 → 食間
間際 → 際限 → 限定 → 定石
石灰 → 灰色 → 色気 → 気前
前歯 → 歯車 → 車両 → 両足

設問 4

頭取 → 取材 → 材料 → 料理
理解 → 解毒 → 毒素 → 素直
直筆 → 筆圧 → 圧巻 → 巻尺
尺度 → 度合 → 合図 → 図体

設問 5

赤道 → 道草 → 草原 → 原因 → 因果
果物 → 物体 → 体力 → 力点 → 点火
火星 → 星空 → 空気 → 気長 → 長兄
兄貴 → 貴重 → 重大 → 大群 → 群青

設問 6

白金 → 金魚 → 魚座 → 座敷 → 敷石
石油 → 油田 → 田楽 → 楽団 → 団子
子分 → 分解 → 解放 → 放電 → 電極
極小 → 小説 → 説明 → 明暗 → 暗黒

第17章 四字熟語作文

解き方

❶リストにある漢字を使って□を埋めて文章を完成させるパズルです。

【例題】

リスト

和 日 小 春

□替わりの□鉢は

□雨の□え物。

❷最後に文章にある4つの□に使用した漢字を並べ替えてできる四字熟語を答えてください。

日替わりの小鉢は

春雨の和え物。

答え

小春日和

設問1

文中の□にリストの漢字を1文字ずつ入れて、意味の通る文を作ります。□に入った漢字を並べ替えてできる四字熟語を答えてください。

❶ □場者も□く□員□走のマラソン大会。

□□□□

❷ 絶□の□ぷらは□ごしらえから□流。

□□□□

❸ □食いを控えて□ものを□ち、素□な体に。

□□□□

❹ 会社から独□し、□一つで□界に進□する。

□□□□

リスト

一　下　完　欠　出　身　世　全　大　断　敵　天　品　無　油　立

答えは154ページ

所要時間　　分　　秒

設問2

文中の□にリストの漢字を1文字ずつ入れて、意味の通る文を作ります。□に入った漢字を並べ替えてできる四字熟語を答えてください。

1. □月の夕□に二□きりで見た□しい海。
2. □手企業を目指す□活の□功を□う。
3. 得□なゲームで、□んだ□分を解□した。
4. 現□の忍□は□胆かつ□気強い。

リスト

意 願 気 根 者 就 消 人 成 大 大 沈 八 美 方 役

所要時間　　分　　秒
答えは154ページ

設問3

文中の□にリストの漢字を1文字ずつ入れて、意味の通る文を作ります。□に入った漢字を並べ替えてできる四字熟語を答えてください。

❶ □要不急の□□を戒める専□家。

❷ 留年□前の□年生の□輩が追試に□打ち。

❸ 経営□振の□物園を□て□した。

❹ 暑い日は、□番□通しの良い□所で□ごす。

リスト

一 過 外 三 出 寸 舌 先 台 直 動 不 不 風 門 立

答えは154ページ　所要時間　分　秒

設問4

文中の□にリストの漢字を1文字ずつ入れて、意味の通る文を作ります。□に入った漢字を並べ替えてできる四字熟語を答えてください。

❶ □業を□機に□婚を了□してもらった。

□□□□

❷ □天地で□己と会い、□郷の□もりを感じた。

□□□□

❸ □たして□縁の対決を制し、□援に□いた。

□□□□

❹ □いた脂□と魚□を加えた豚□スープ。

□□□□

リスト

因　応　温　果　起　結　故　骨　砕　承　新　身　知　転　粉　報

所要時間　　分　　秒

答えは154ページ

設問5

文中の□にリストの漢字を1文字ずつ入れて、意味の通る文を作ります。□に入った漢字を並べ替えてできる四字熟語を答えてください。

1. □酒屋で□杯やりながら□質をとる弁護□。
2. □中眼□を透□に保つため曇り□めを塗る。
3. □く煮込むのが□に□みを出す極□だ。
4. □天で作った水饅□に□いお茶で満□。

リスト

意　一　寒　居　鏡　言　士　止　深　水　足　長　頭　熱　味　明

答えは154ページ　所要時間　分　秒

設問6

文中の□にリストの漢字を1文字ずつ入れて、意味の通る文を作ります。□に入った漢字を並べ替えてできる四字熟語を答えてください。

❶ □らかに観□客に□びた、□情のない名所。

□□□□

❷ □用のため自□車を借りて真っ□ぐ□校。

□□□□

❸ 虚□な□体を□事と運動で□化する。

□□□□

❹ □者の□志は□国の□作員だった。

□□□□

リスト

異 下 急 強 曲 光 工 弱 食 直 転 同 肉 風 明 媚

所要時間　　分　　秒　答えは154ページ

設問 1

❶ 欠場者も無く全員完走のマラソン大会。

完全無欠

❷ 絶品の天ぷらは下ごしらえから一流。

天下一品

❸ 大食いを控えて油ものを断ち、素敵な体に。

油断大敵

❹ 会社から独立し、身一つで世界に進出する。

立身出世

設問 2

❶ 八月の夕方に二人きりで見た美しい海。

八方美人

❷ 大手企業を目指す就活の成功を願う。

大願成就

❸ 得意なゲームで、沈んだ気分を解消した。

意気消沈

❹ 現役の忍者は大胆かつ根気強い。

大根役者

設問 3

❶ 不要不急の外出を戒める専門家。

門外不出

❷ 留年寸前の三年生の先輩が追試に舌打ち。

舌先三寸

❸ 経営不振の動物園を立て直した。

直立不動

❹ 暑い日は、一番風通しの良い台所で過ごす。

台風一過

設問 4

❶ 起業を転機に結婚を了承してもらった。

起承転結

❷ 新天地で知己と会い、故郷の温もりを感じた。

温故知新

❸ 果たして因縁の対決を制し、応援に報いた。

因果応報

❹ 砕いた脂身と魚粉を加えた豚骨スープ。

粉骨砕身

設問 5

❶ 居酒屋で一杯やりながら言質をとる弁護士。

一言居士

❷ 水中眼鏡を透明に保つため曇り止めを塗る。

明鏡止水

❸ 長く煮込むのが味に深みを出す極意だ。

意味深長

❹ 寒天で作った水饅頭に熱いお茶で満足。

頭寒足熱

設問 6

❶ 明らかに観光客に媚びた、風情のない名所。

風光明媚

❷ 急用のため自転車を借りて真っ直ぐ下校。

急転直下

❸ 虚弱な肉体を食事と運動で強化する。

弱肉強食

❹ 曲者の同志は異国の工作員だった。

同工異曲

第18章 漢字書き順パズル

解き方

❶マスの中にはひとつの漢字が一画ずつ、書き順どおりに書かれています。ひとつにまとめて表れる漢字を答えるパズルです。

【例題】

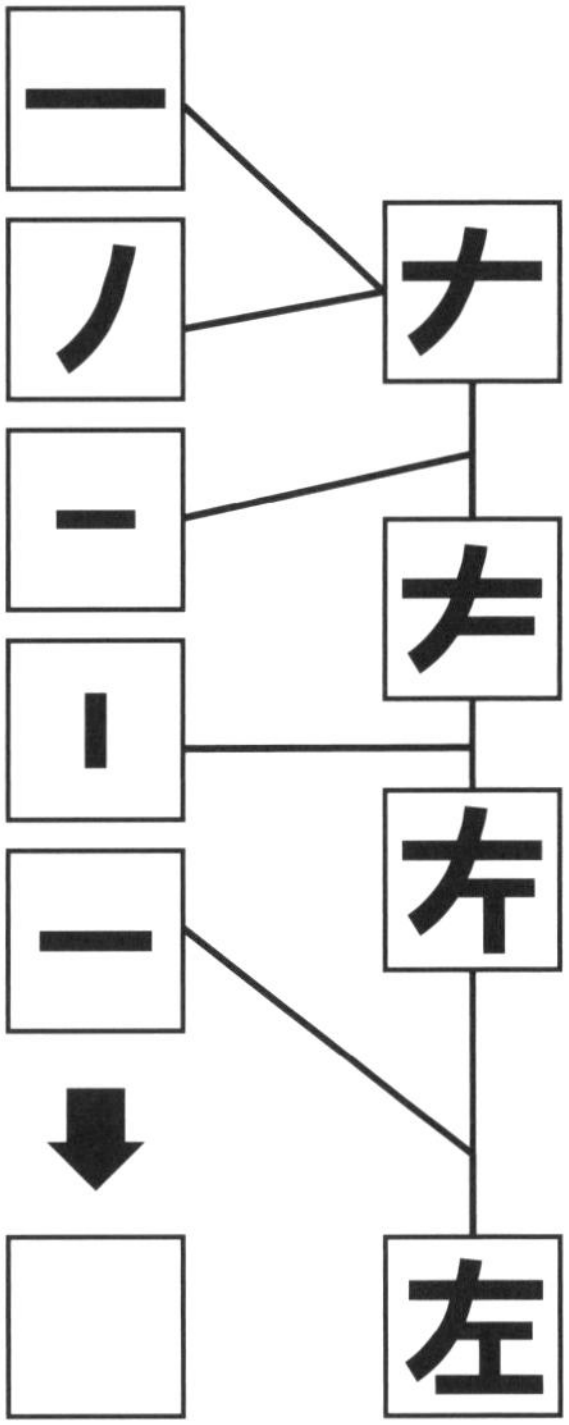

❷できるだけ頭の中で書きまとめて答えましょう。

設問1

マス内には漢字の書き順が上から順番に一画ずつ入っています。書きまとめたときに表れる漢字を答えてください。

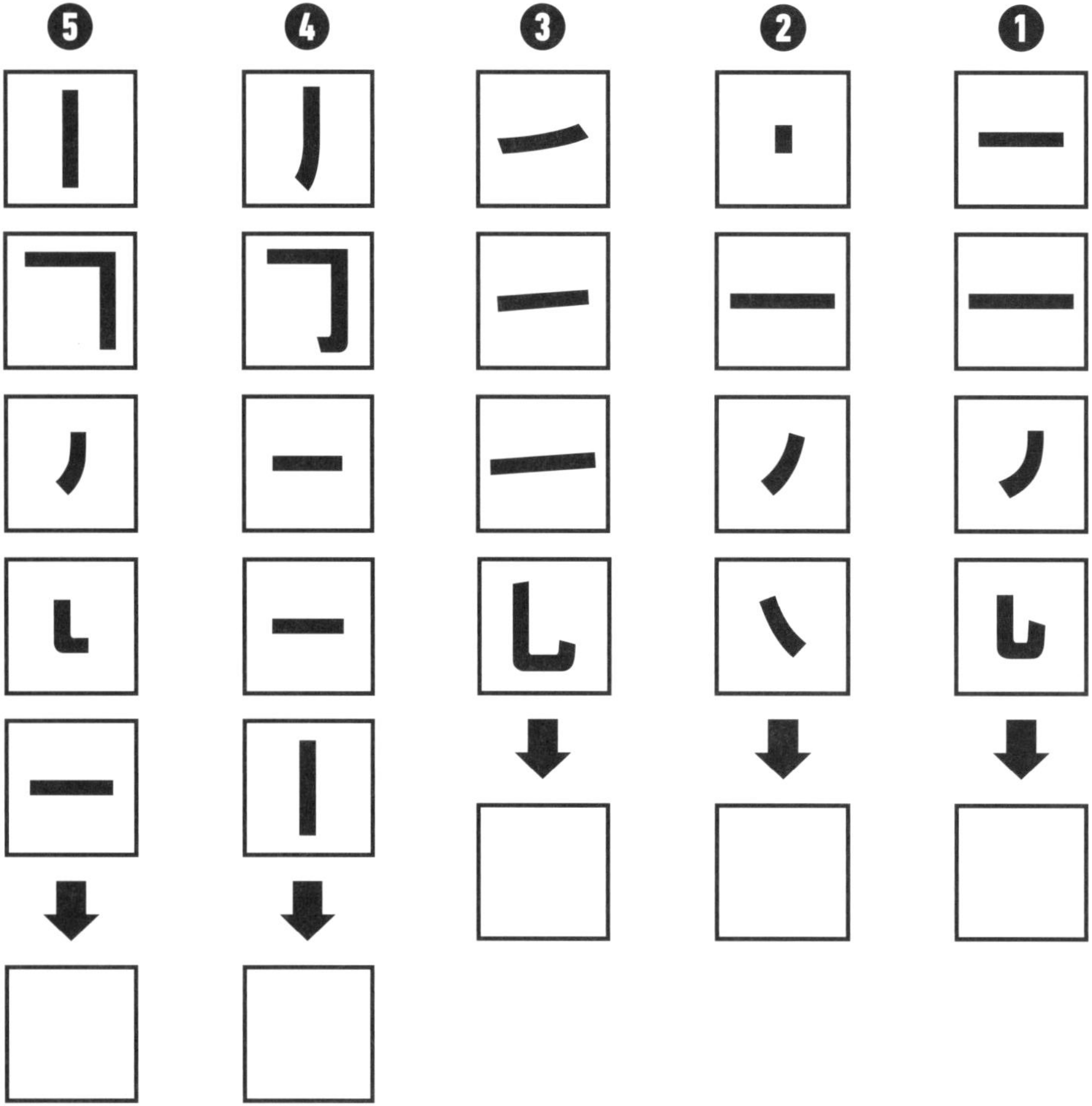

答えは162ページ

所要時間　分　秒

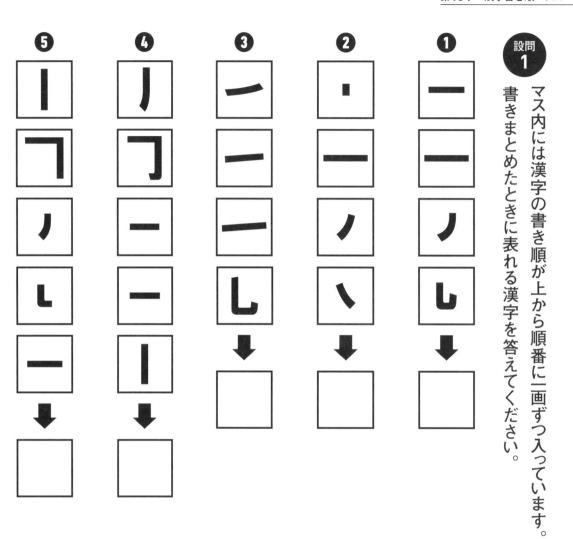

設問 2

マス内には漢字の書き順が上から順番に一画ずつ入っています。書きまとめたときに表れる漢字を答えてください。

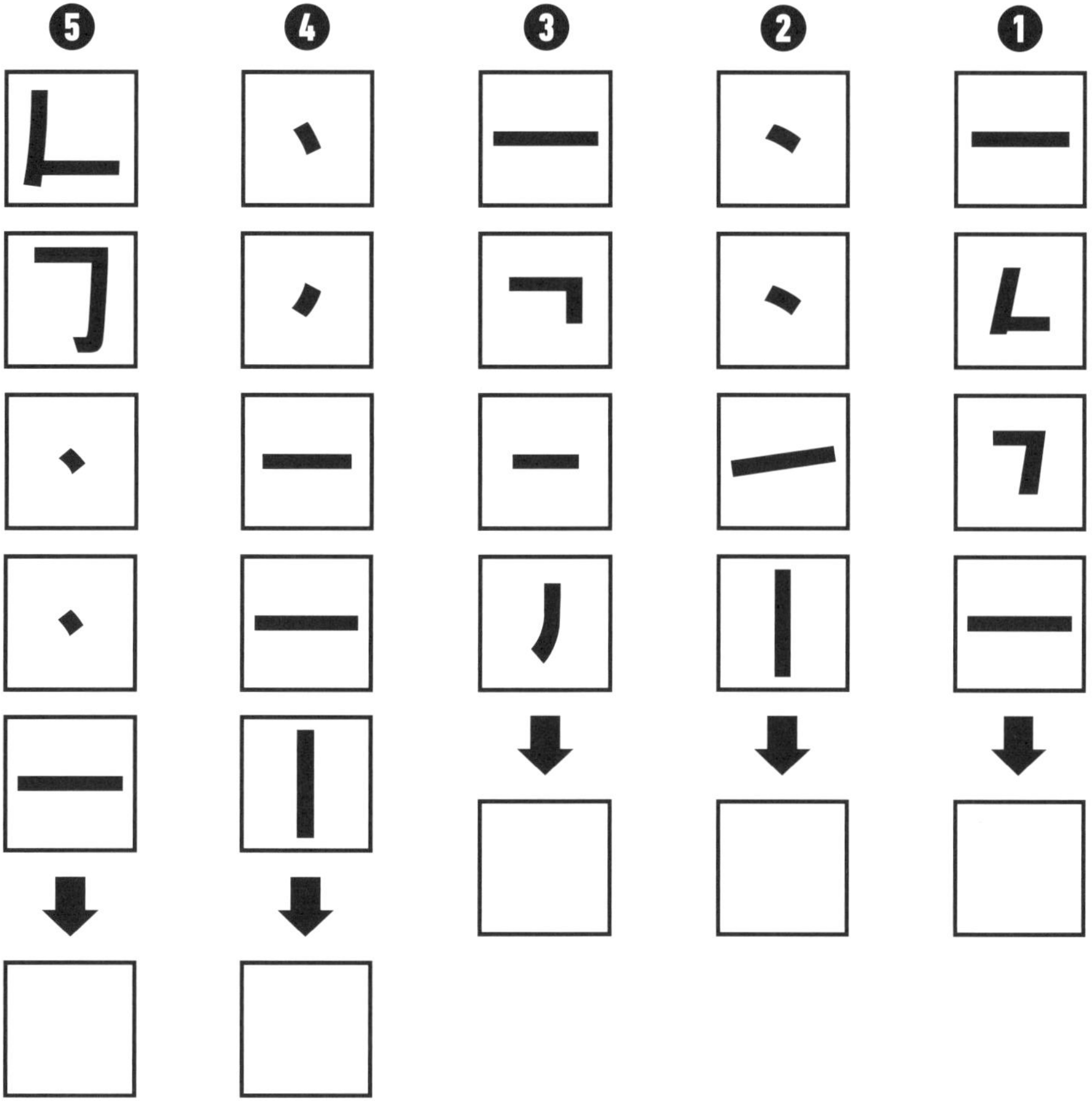

所要時間　　分　　秒

答えは162ページ

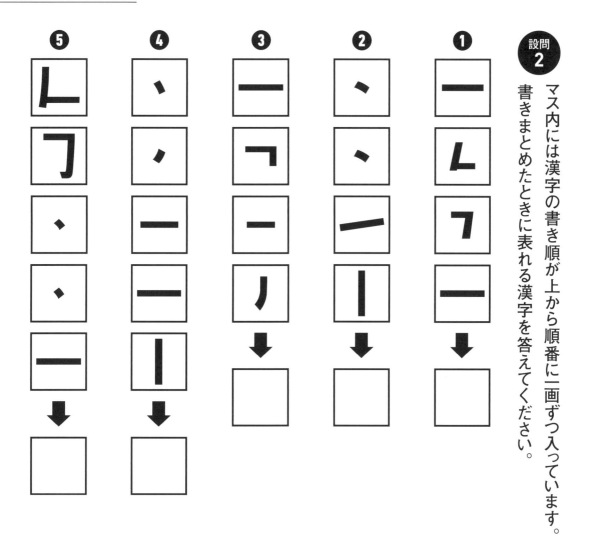

設問 3

マス内には漢字の書き順が上から順番に一画ずつ入っています。書きまとめたときに表れる漢字を答えてください。

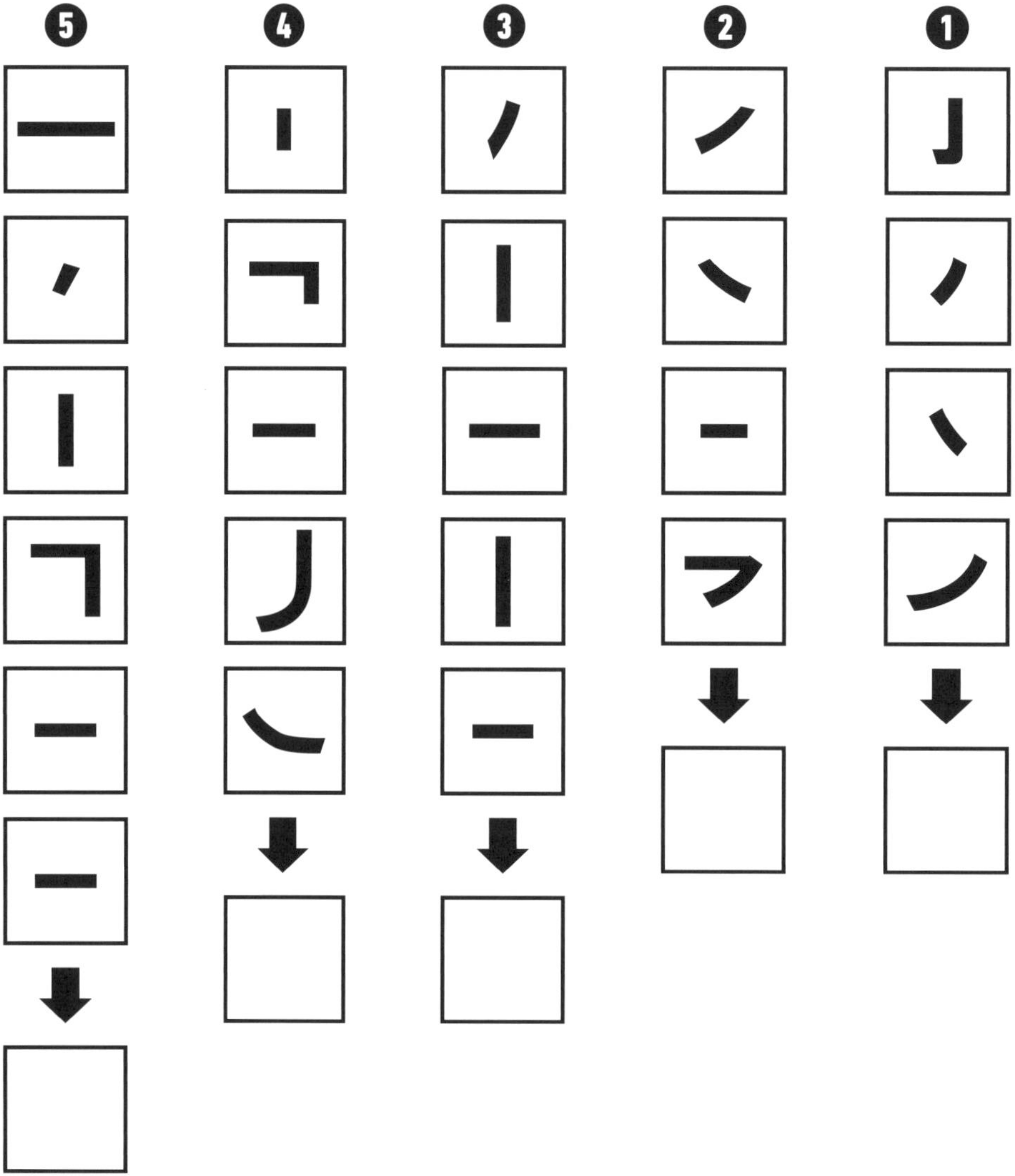

答えは162ページ

所要時間　分　秒

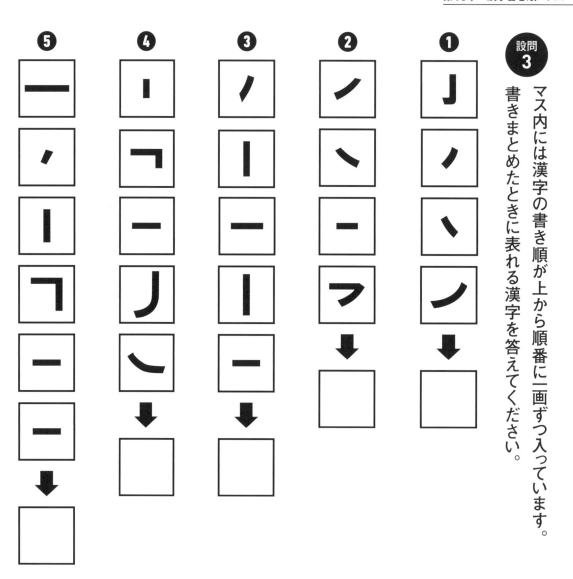

設問4

マス内には漢字の書き順が上から順番に一画ずつ入っています。書きまとめたときに表れる漢字を答えてください。

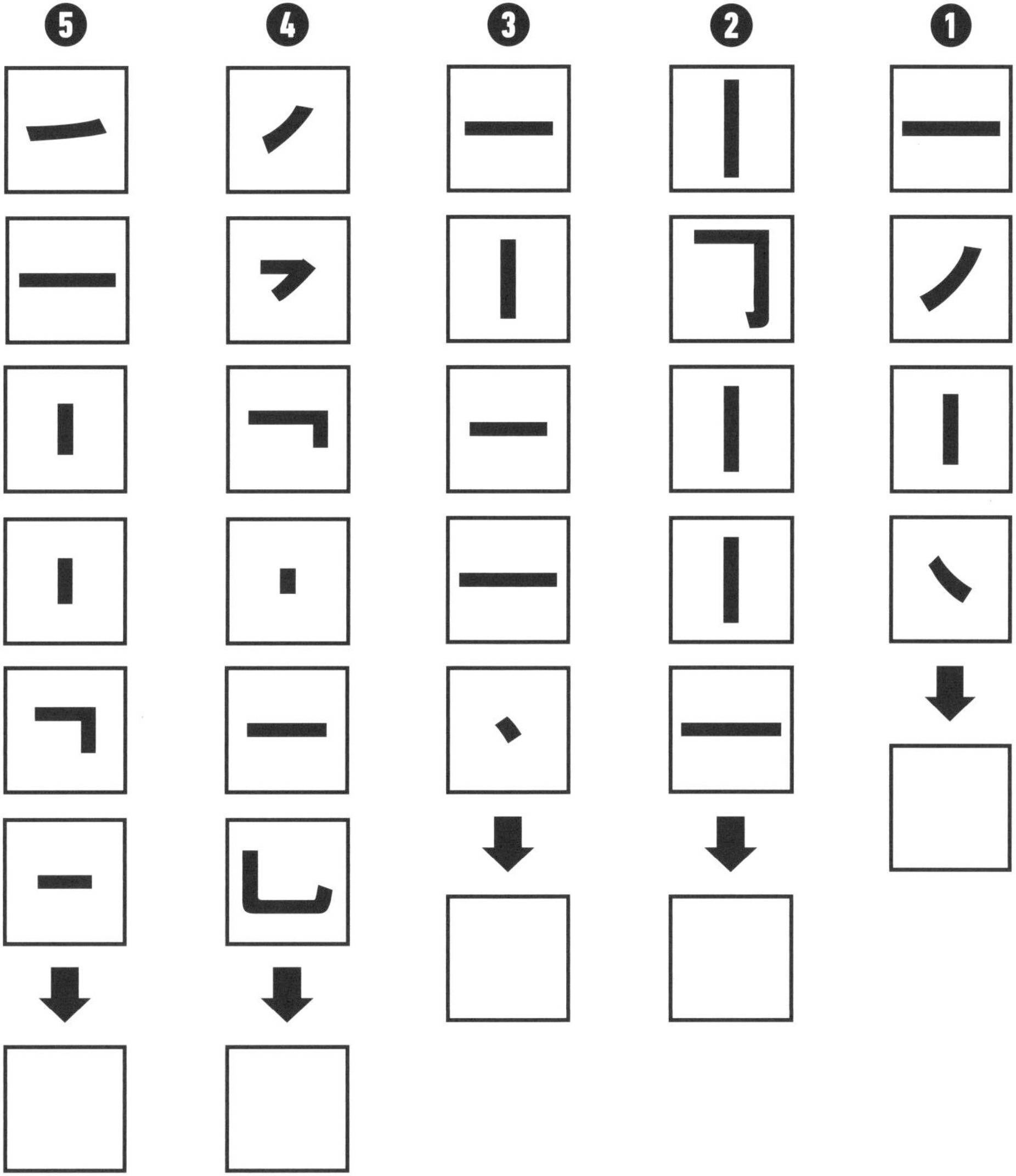

所要時間　　分　　秒

答えは162ページ

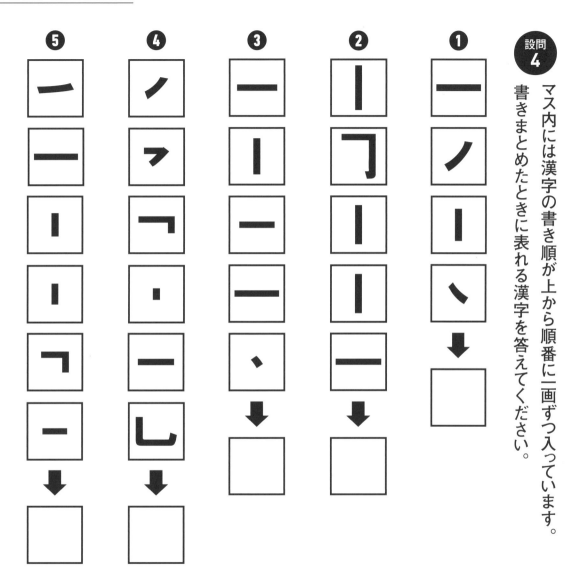

設問5

マス内には漢字の書き順が上から順番に一画ずつ入っています。書きまとめたときに表れる漢字を答えてください。

❶　❷　❸　❹　❺

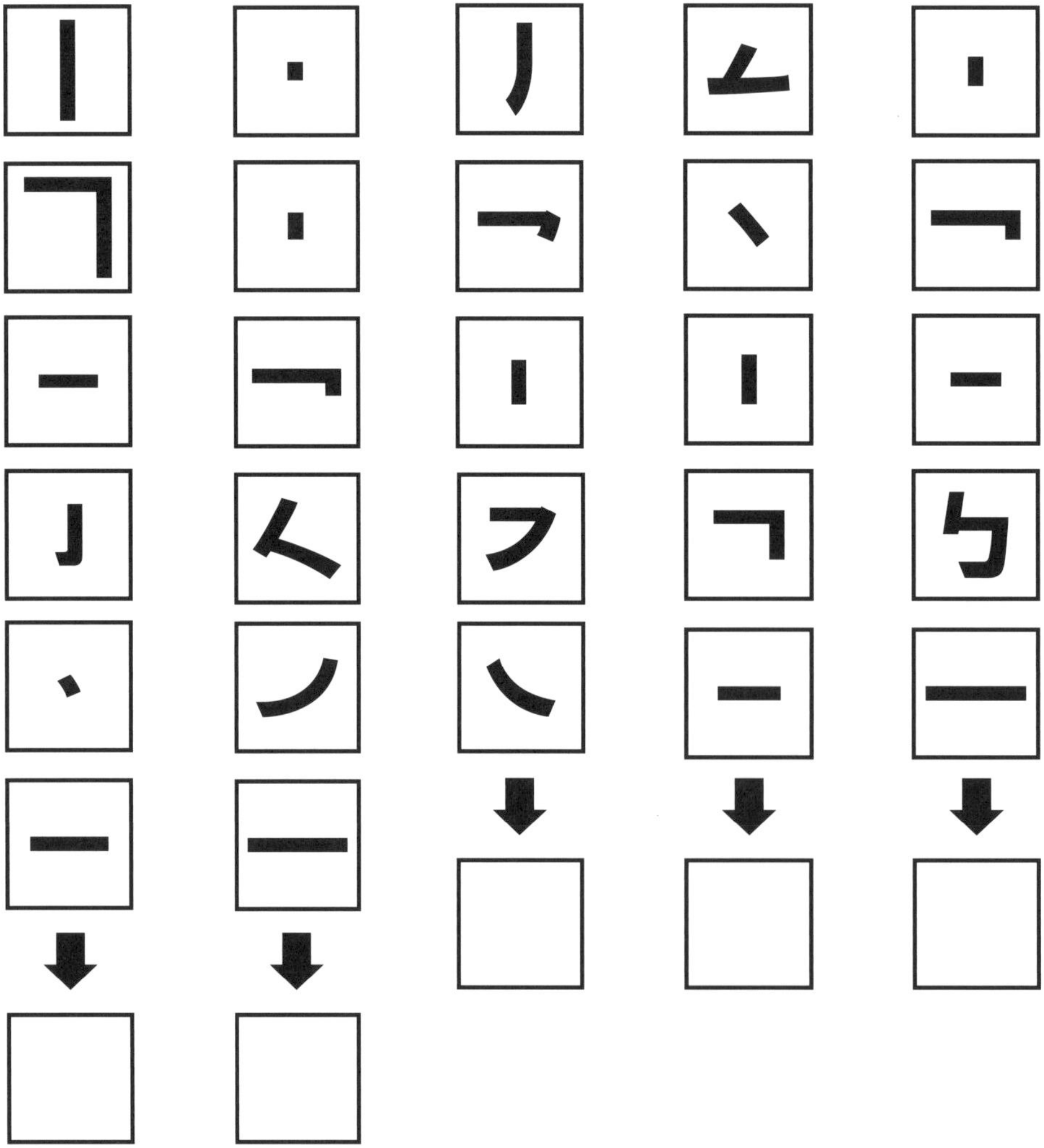

答えは162ページ

所要時間　　分　　秒

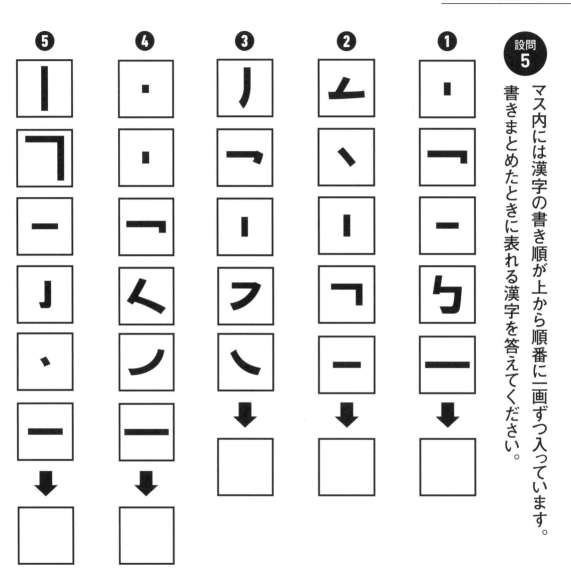

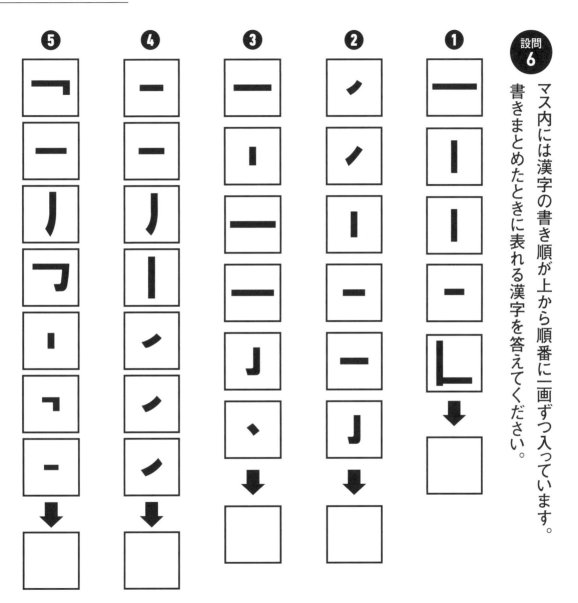

設問 6

マス内には漢字の書き順が上から順番に一画ずつ入っています。書きまとめたときに表れる漢字を答えてください。

❶

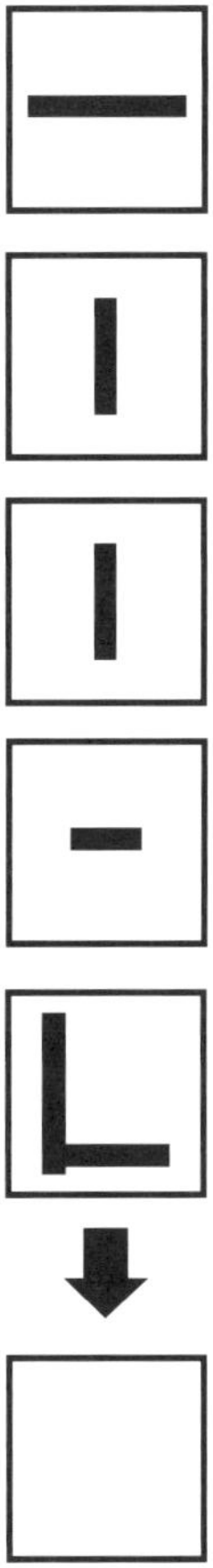

❷

❸

❹

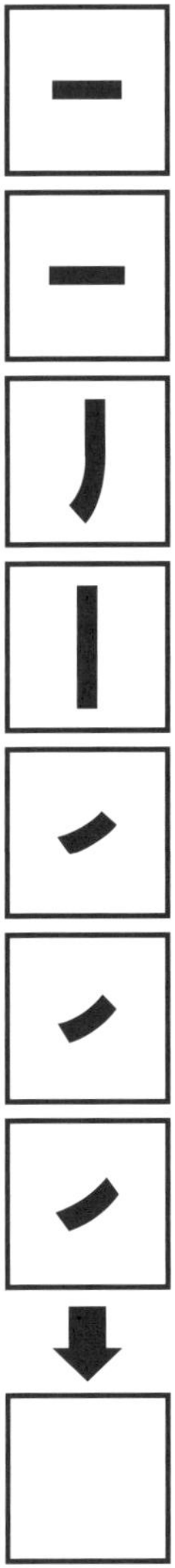

❺

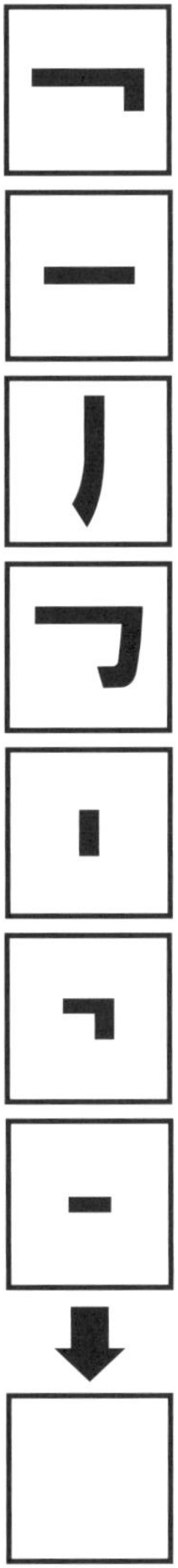

所要時間　　分　　秒

答えは162ページ

設問 1

❶ 元
❷ 六
❸ 毛
❹ 用
❺ 四

設問 2

❶ 互
❷ 斗
❸ 戸
❹ 半
❺ 母

設問 3

❶ 少
❷ 今
❸ 仕
❹ 史
❺ 百

設問 4

❶ 不
❷ 冊
❸ 玉
❹ 色
❺ 舌

設問 5

❶ 写
❷ 台
❸ 皮
❹ 安
❺ 団

設問 6

❶ 世
❷ 行
❸ 寺
❹ 形
❺ 局

第19章 三字熟語クロス

解き方

❶タテ、ヨコに三字熟語ができるように空白のマスに漢字を入れるパズルです。

【例題】

居		地
■	理	■
中		生

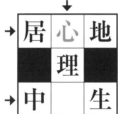

❷マスに入った漢字をヒントに、空白のマスを漢字で埋めてください。例題の場合は、矢印の向きに三字熟語ができるようにマスを埋めてください。黒いマスに漢字は入りません。

		↓	
→	居	心	地
	■	理	■
→	中		生

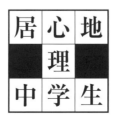

❸すべてのマスを埋めて三字熟語を完成させます。

居	心	地
■	理	■
中	学	生

設問1

マスに入った漢字をヒントに、タテやヨコに三字熟語ができるように空白のマスに入る漢字を答えてください。

❶

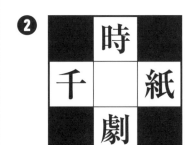

■	金	■
十		架
■	塔	■

❷

■	時	■
千		紙
■	劇	■

❸

指		形
■	工	■
紙		居

❹

光		成
■	言	■
百		箱

❺

	五	
福	■	日
	無	

❻

	気	
然	■	書
	族	

答えは170ページ

所要時間　　分　　秒

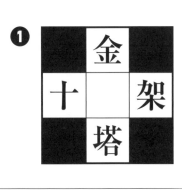

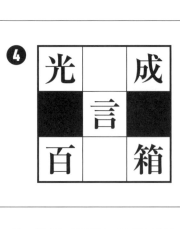

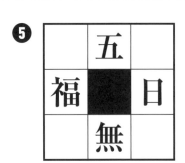

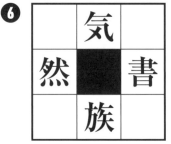

設問 2

マスに入った漢字をヒントに、タテやヨコに三字熟語ができるように空白のマスに入る漢字を答えてください。

❶

■	大	■
屁		屈
■	石	■

❷

■	風	■
出		心
■	坊	■

❸

高		車
■	行	■
危		感

❹

居		守
■	学	■
往		際

❺

	校	
性	■	意
	天	

❻

	仕	
数	■	務
	金	

所要時間　　分　　秒　答えは170ページ

設問3

マスに入った漢字をヒントに、タテやヨコに三字熟語ができるように空白のマスに入る漢字を答えてください。

❶

■	仏	■
有		天
■	面	■

❷

■	先	■
風		鶏
■	性	■

❸

演		家
■	入	■
前		上

❹

手		当
■	財	■
楽		家

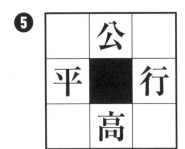

❺

	公	
平	■	行
	高	

❻

	本	
時	■	洗
	算	

答えは170ページ

所要時間　　分　　秒

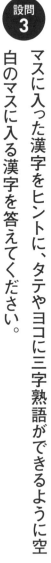

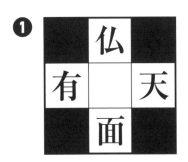

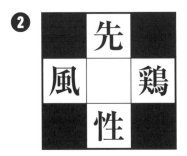

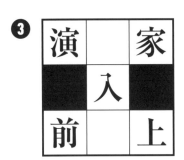

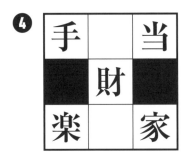

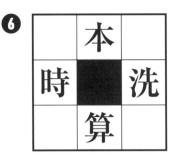

設問 4

マスに入った漢字をヒントに、タテやヨコに三字熟語ができるように空白のマスに入る漢字を答えてください。

❶

	水	
入		雲
	水	

❷

	日	
黒		石
	日	

❸

意		悪
	中	
大		原

❹

星		夜
	見	
居		屋

❺

	論	
学		庫
	一	

❻

	団	
喜		周
	益	

所要時間　　分　　秒　答えは170ページ

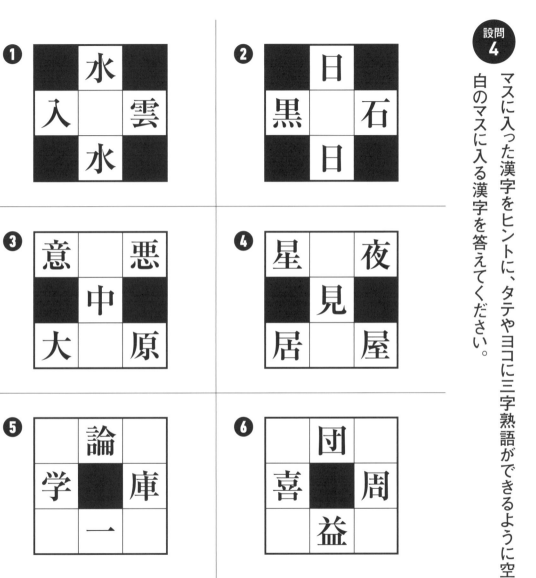

設問5

マスに入った漢字をヒントに、タテやヨコに三字熟語ができるように空白のマスに入る漢字を答えてください。

❶

	天	
地		鉄
	人	

❷

	金	
太		洋
	糖	

❸

備		録
	年	
司		者

❹

閑		鳥
	文	
私		箱

❺

	説	
細		庭
	学	

❻

	理	
駄		像
	密	

答えは170ページ

所要時間　　分　　秒

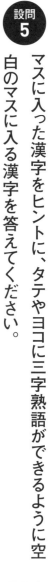

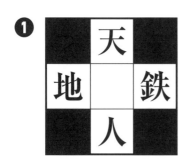

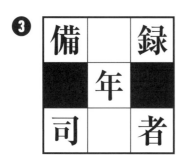

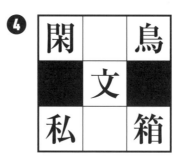

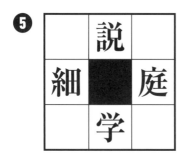

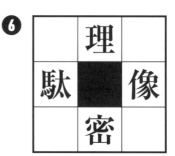

設問 6

マスに入った漢字をヒントに、タテやヨコに三字熟語ができるように空白のマスに入る漢字を答えてください。

❶

■	救	■
出		魚
■	主	■

❷

■	家	■
為		者
■	婦	■

❸

理		尽
■	気	■
三		線

❹

助		刀
■	陽	■
観		客

❺

	弟	
天	■	午
	平	

❻

	面	
夏	■	論
	和	

所要時間　　分　　秒　答えは170ページ

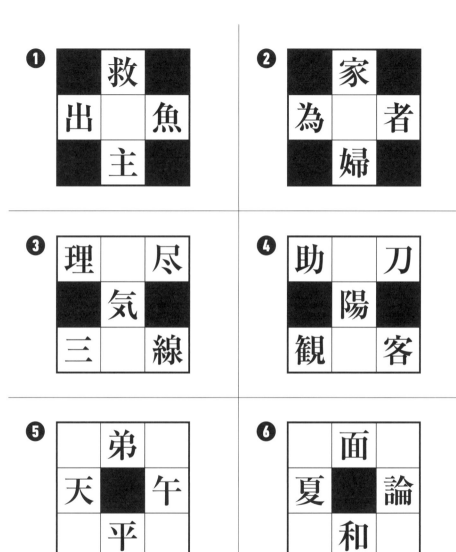

設問1

❶

	金	
十	字	架
	塔	

❷

	時	
千	代	紙
	劇	

❸

指	人	形
	工	
紙	芝	居

❹

光	合	成
	言	
百	葉	箱

❺

七	五	三
福		日
神	無	月

❻

天	気	図
然		書
水	族	館

設問2

❶

	大	
屁	理	屈
	石	

❷

	風	
出	来	心
	坊	

❸

高	飛	車
	行	
危	機	感

❹

居	留	守
	学	
往	生	際

❺

高	校	生
性		意
能	天	気

❻

手	仕	事
数		務
料	金	所

設問3

❶

	仏	
有	頂	天
	面	

❷

	先	
風	見	鶏
	性	

❸

演	出	家
	入	
前	口	上

❹

手	弁	当
	財	
楽	天	家

❺

不	公	平
平		行
等	高	線

❻

日	本	食
時		洗
計	算	機

設問4

❶

	水	
入	道	雲
	水	

❷

	日	
黒	曜	石
	日	

❸

意	地	悪
	中	
大	海	原

❹

星	月	夜
	見	
居	酒	屋

❺

小	論	文
学		庫
生	一	本

❻

大	団	円
喜		周
利	益	率

設問5

❶

	天	
地	下	鉄
	人	

❷

	金	
太	平	洋
	糖	

❸

備	忘	録
	年	
司	会	者

❹

閑	古	鳥
	文	
私	書	箱

❺

小	説	家
細		庭
工	学	科

❻

無	理	解
駄		像
骨	密	度

設問6

❶

	救	
出	世	魚
	主	

❷

	家	
為	政	者
	婦	

❸

理	不	尽
	気	
三	味	線

❹

助	太	刀
	陽	
観	光	客

❺

新	弟	子
天		午
地	平	線

❻

真	面	目
夏		論
日	和	見

第20章 漢字ツリー

解き方

❶ツリー（木）のようになった問題にある漢字をヒントに、リストの漢字で空白のマスを埋めるパズルです。

【例題】

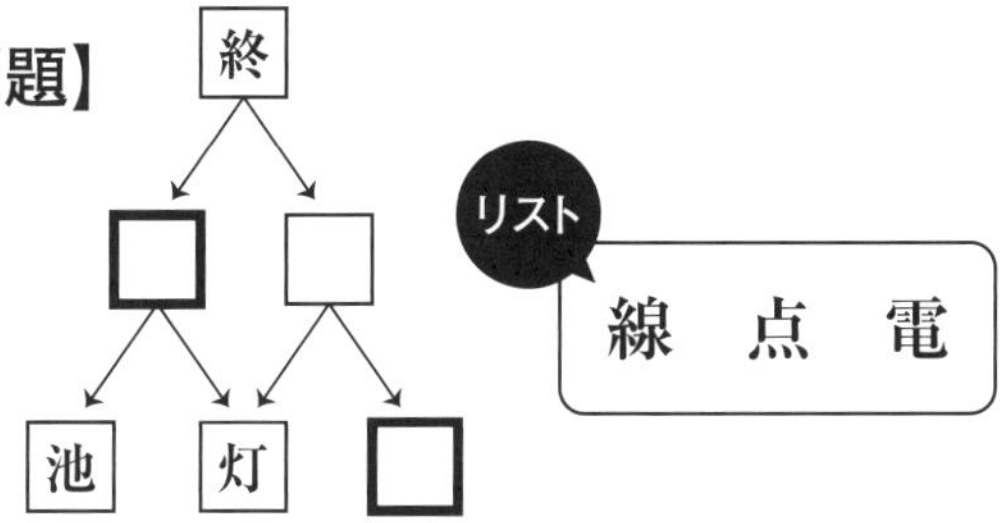

❷矢印でつながった2つのマスで二字熟語になるようにマスを埋めます。

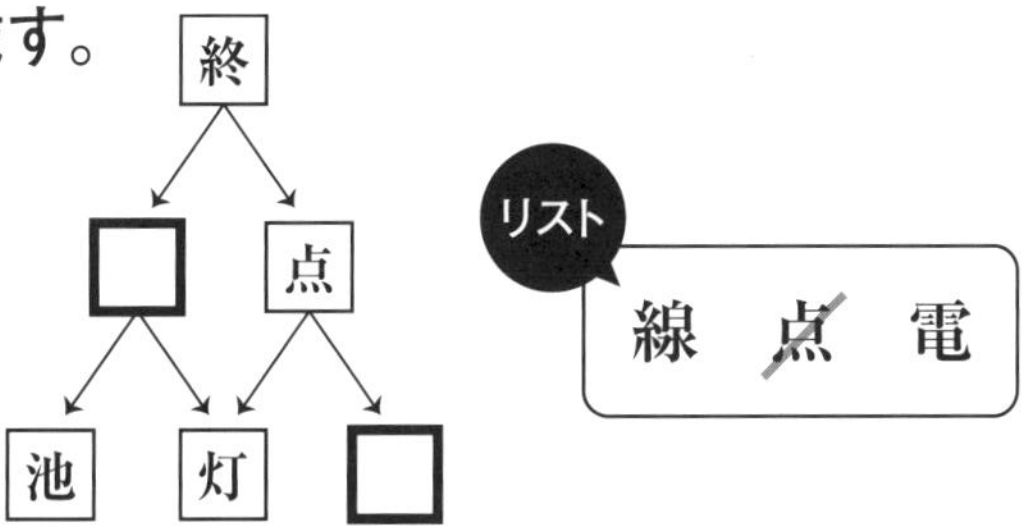

❸すべてのマスを埋めたら、太い線の□に入る漢字2つを並べてできる二字熟語を答えてください。

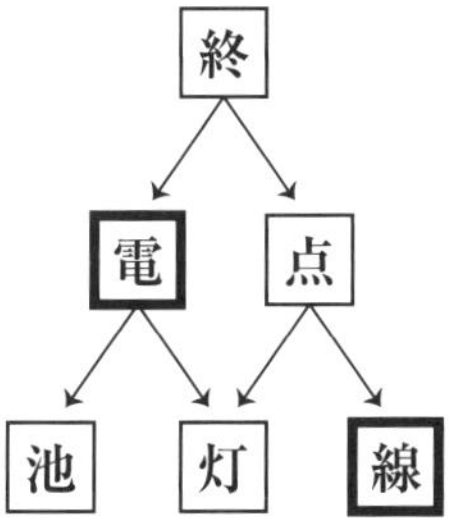

答え：電線

設問 1

空白のマスにリストの漢字を入れて、矢印の方向に読んだときに二字熟語ができるように埋めてください。最後に太い線のマスに入った漢字でできる二字熟語を答えてください。

リスト

口 毒 行 勝 利 足 点 蛇 手

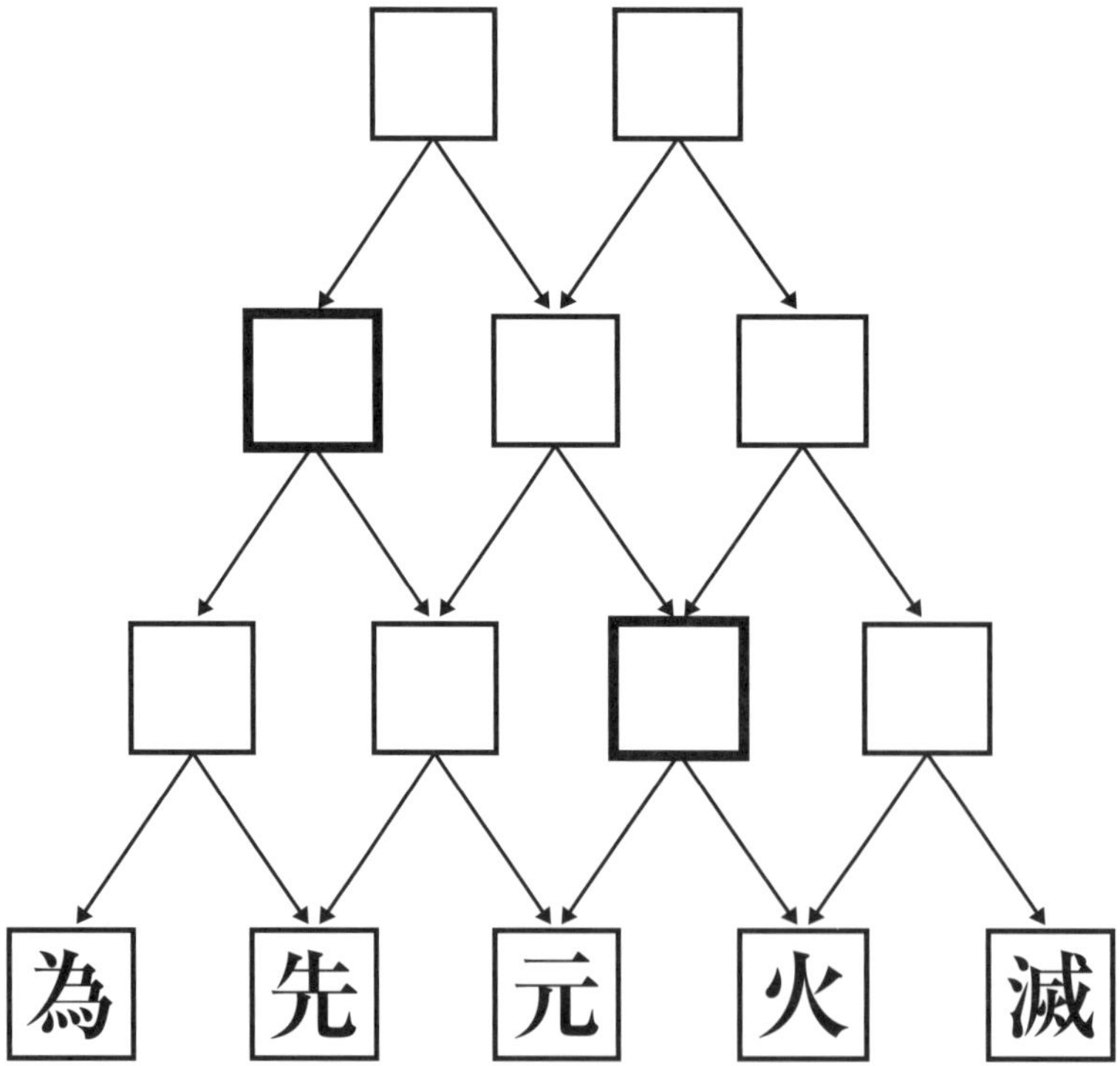

答え

答えは178ページ

所要時間　分　秒

設問 2

空白のマスにリストの漢字を入れて、矢印の方向に読んだときに二字熟語ができるように埋めてください。最後に太い線のマスに入った漢字でできる二字熟語を答えてください。

リスト

日 顔 本 分 朝 食 当 毎 時

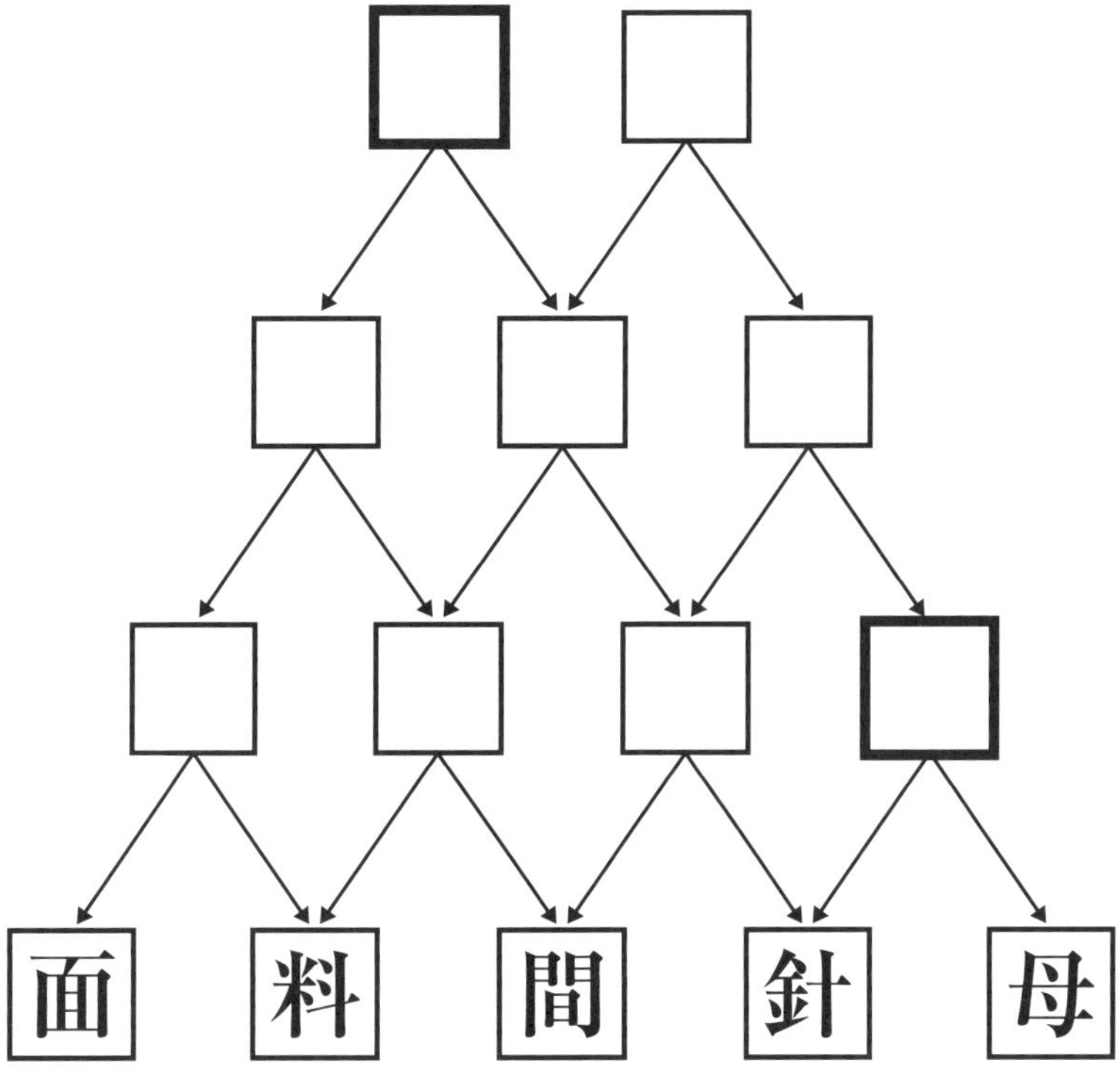

答え

所要時間　　分　　秒　答えは178ページ

設問 3

空白のマスにリストの漢字を入れて、矢印の方向に読んだときに二字熟語ができるように埋めてください。最後に太い線のマスに入った漢字でできる二字熟語を答えてください。

リスト

心 天 気 母 調 温 身 空 体

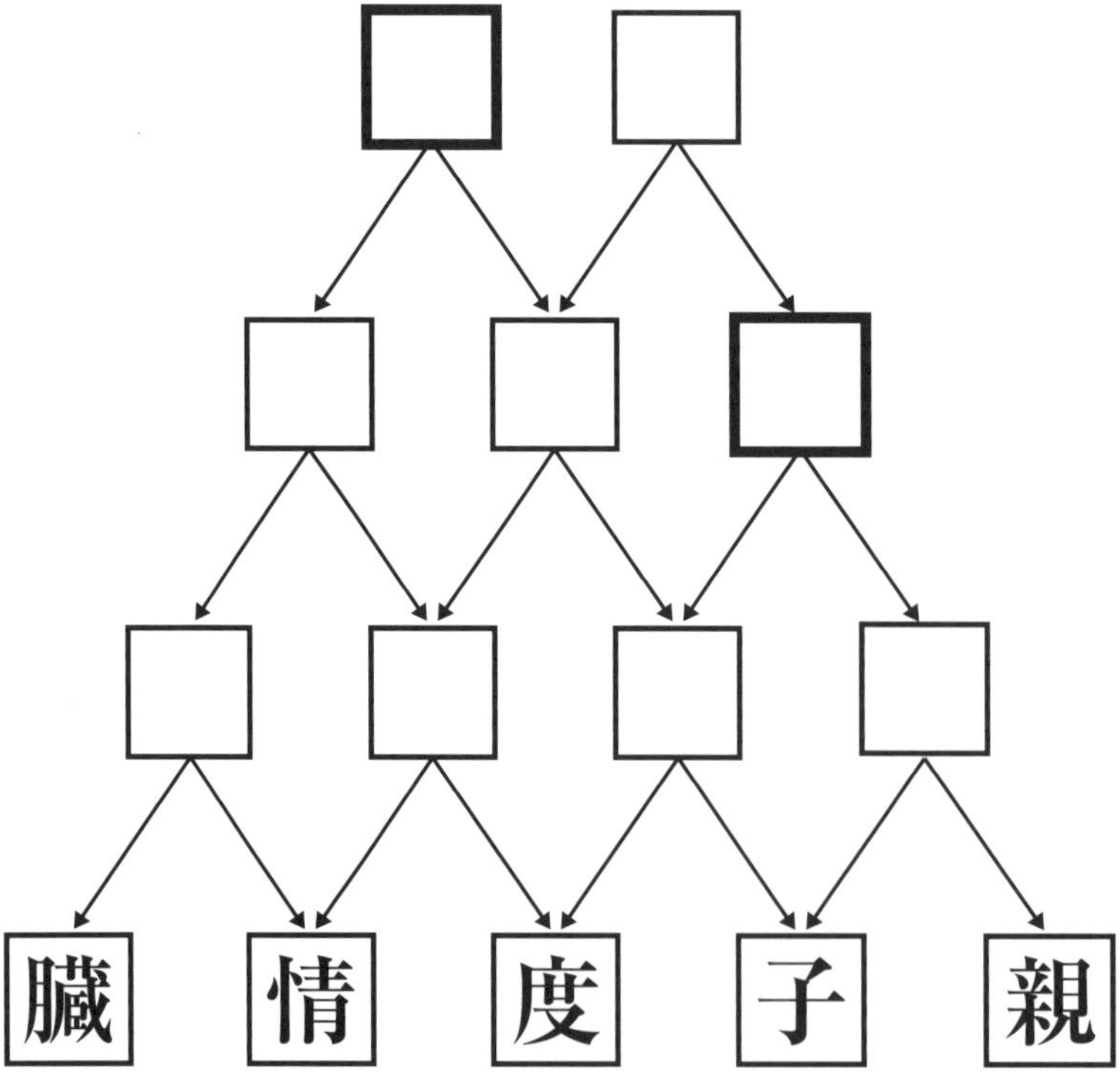

答え

答えは178ページ

所要時間　　分　　秒

設問4

空白のマスにリストの漢字を入れて、矢印の方向に読んだときに二字熟語ができるように埋めてください。最後に太い線のマスに入った漢字でできる二字熟語を答えてください。

リスト

丸 金 壁 裏 粉 献 銀 花 白

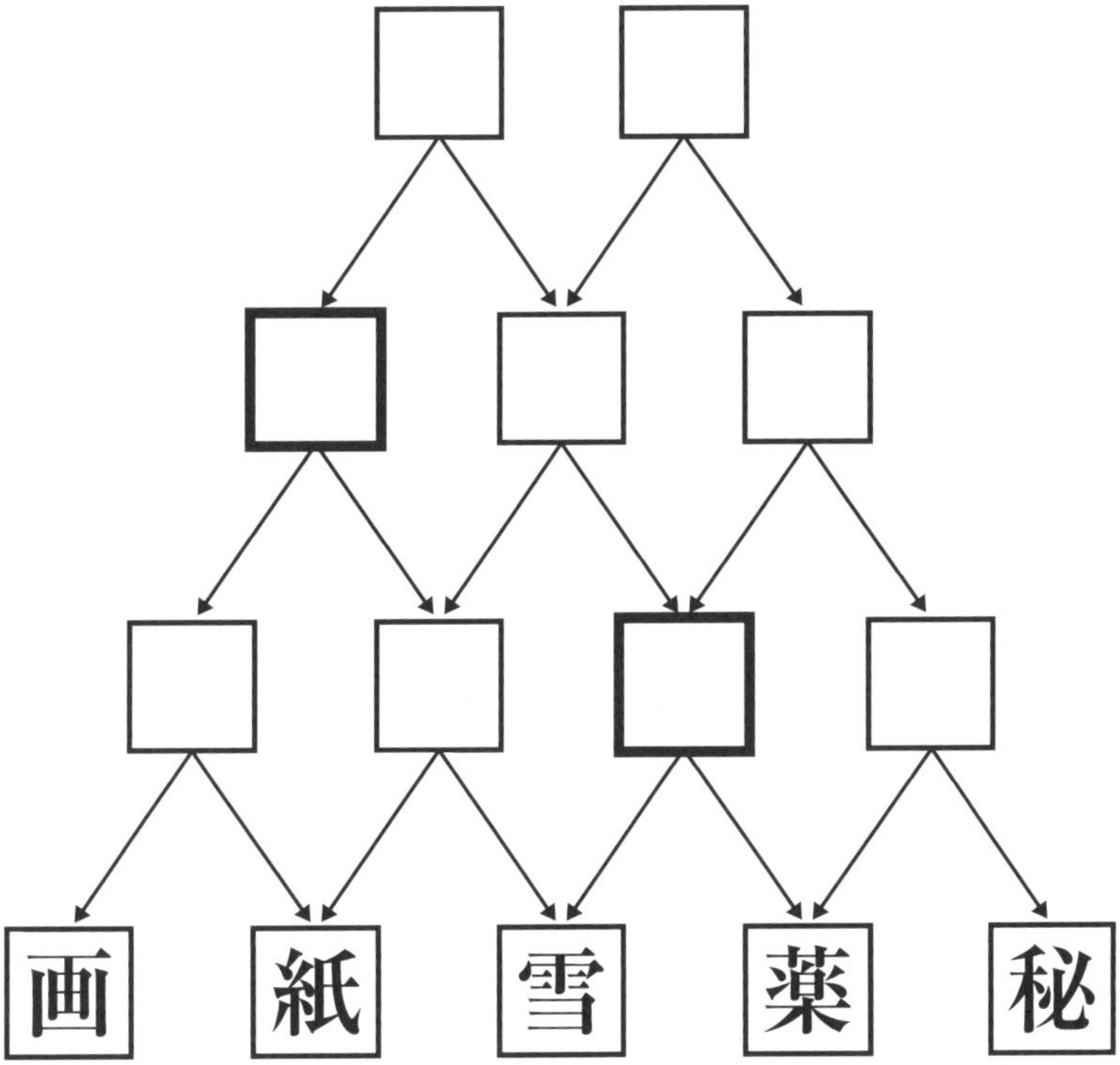

答え

所要時間　　分　　秒　答えは178ページ

設問 5

空白のマスにリストの漢字を入れて、矢印の方向に読んだときに二字熟語ができるように埋めてください。最後に太い線のマスに入った漢字でできる二字熟語を答えてください。

リスト

大 理 長 正 校 体 成 毛 真 解 育 論

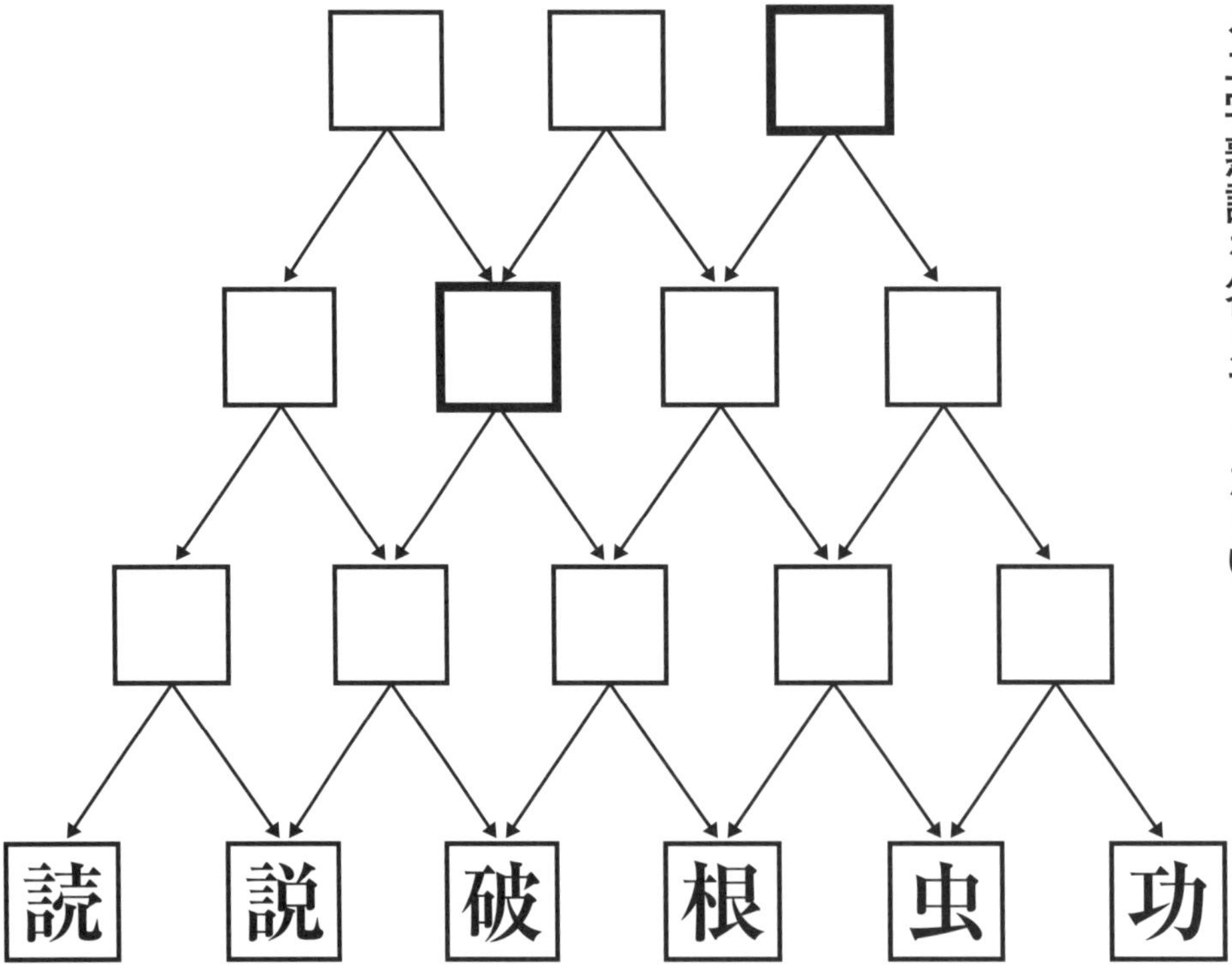

答え

答えは178ページ

所要時間　　分　　秒

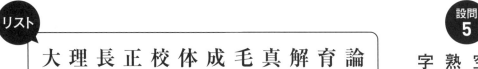

設問 6

空白のマスにリストの漢字を入れて、矢印の方向に読んだときに二字熟語ができるように埋めてください。最後に太い線のマスに入った漢字でできる二字熟語を答えてください。

リスト

水 下 音 物 風 戸 質 穀 上 納 雨 屋

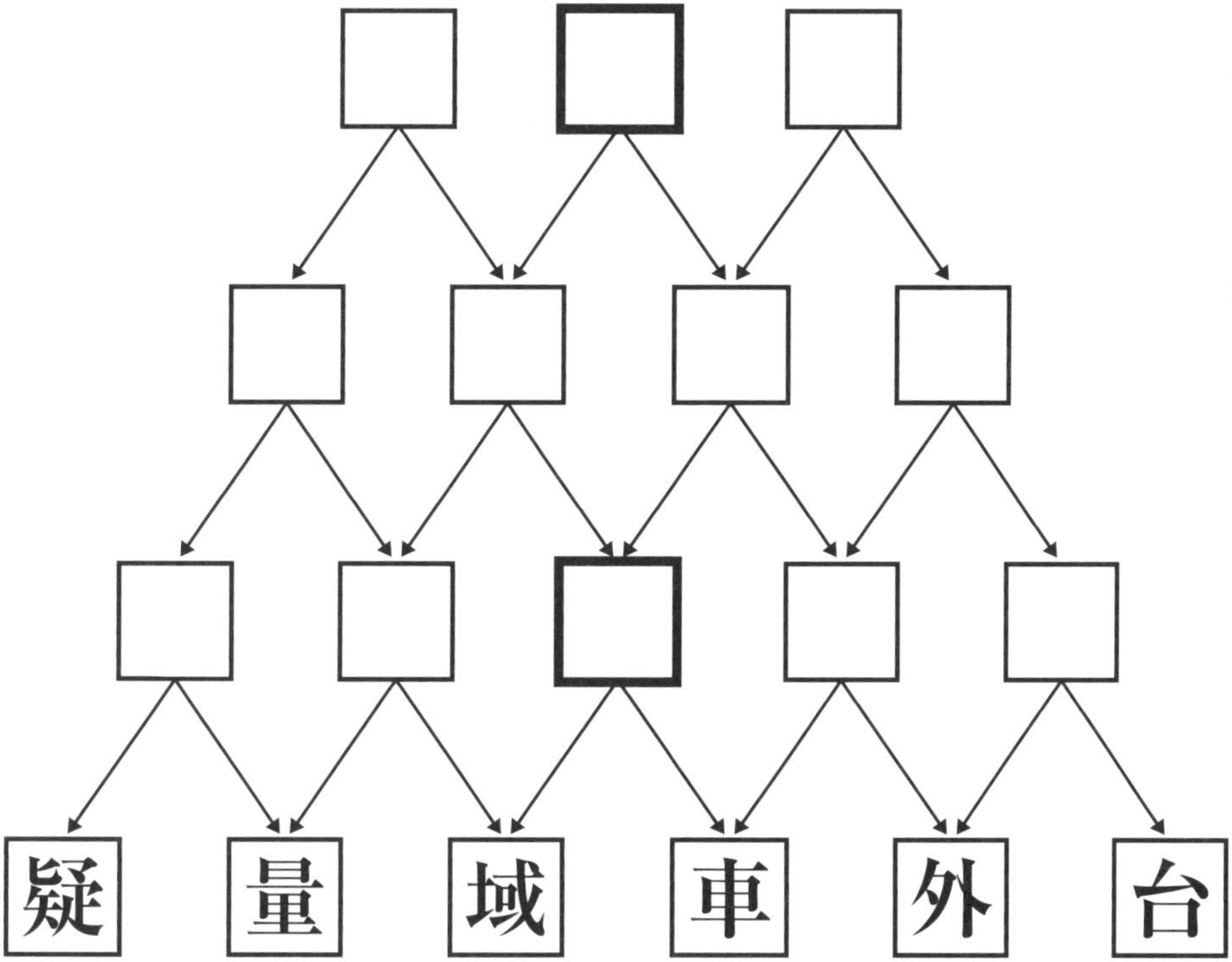

答え

所要時間　　分　　秒

答えは178ページ

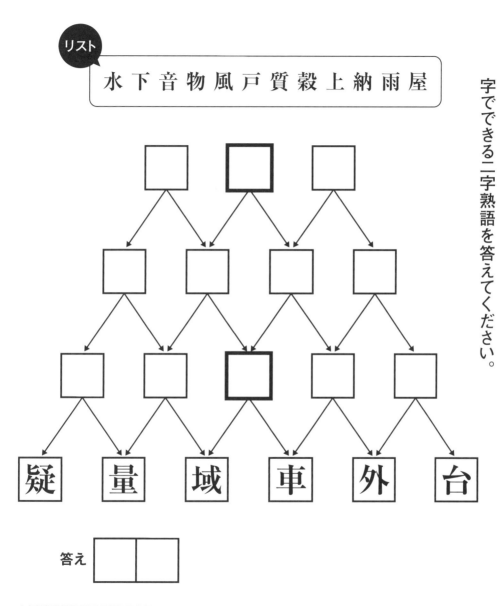

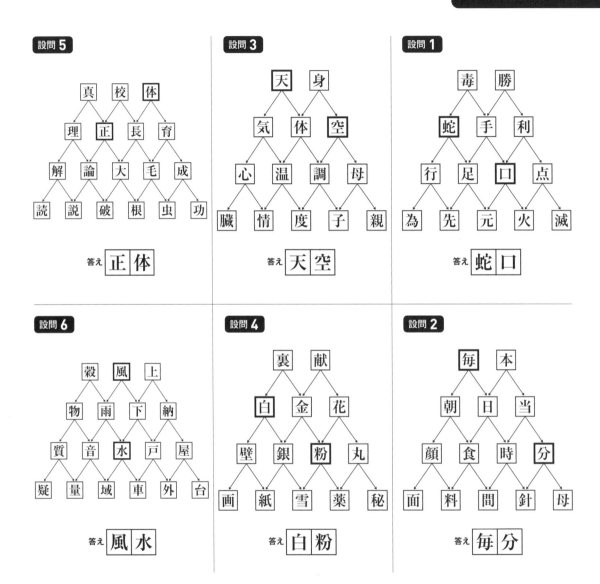

設問 1

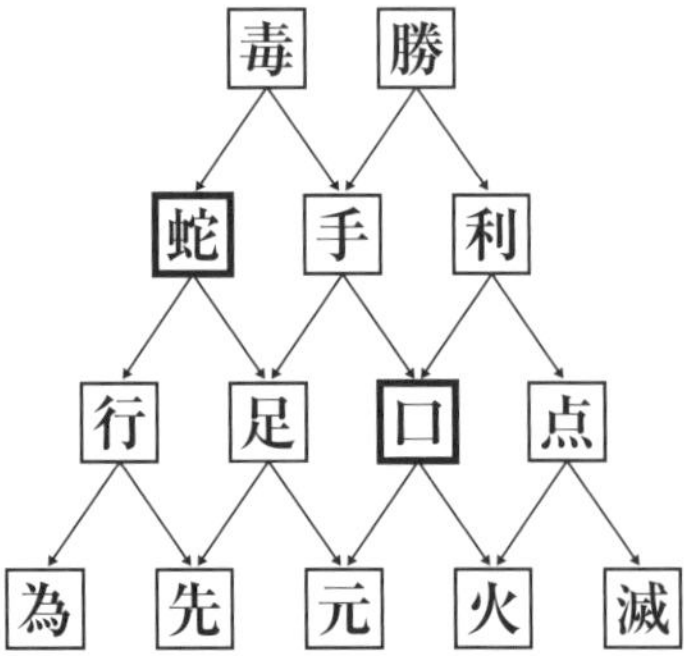

答え 蛇口

設問 2

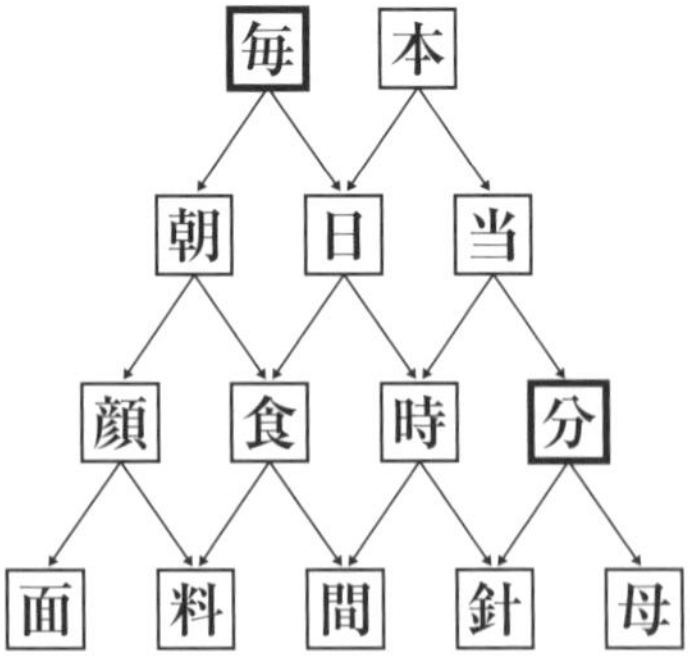

答え 毎分

設問 3

答え 天空

設問 4

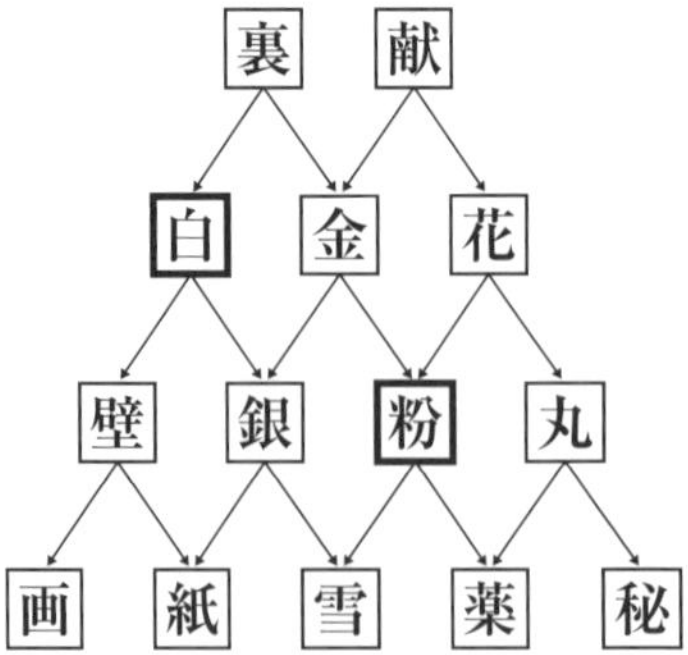

答え 白粉

設問 5

答え 正体

設問 6

答え 風水

おわりに

120日間の漢字ドリル、よくがんばりましたね。

「継続は力なり」

全部解いたからこれで終わり、というわけではありません。
ドリルを毎日取り組むことで、脳は確実に活性化していきます。
たまにやる程度では効果は現れません。
また、途中でやめてしまうと、せっかく若返った脳がもとに戻ってしまいます。
ドリルをもう一度開いて、はじめから解いてみましょう。
これからも毎日、少しずつ続けてください。

川島 隆太（かわしま・りゅうた）

医学博士。東北大学加齢医学研究所所長。東北大学スマート・エイジング学際重点研究センター長。1959年、千葉県生まれ。東北大学大学院医学研究科修了、スウェーデン王国カロリンスカ研究所、東北大学加齢医学研究所助手、講師、教授を経て、2014年より同研究所所長。
人の脳活動の仕組みを研究する「脳機能イメージング」のパイオニアであり、脳機能開発研究の国内第一人者。ニンテンドーDS用ソフト「脳を鍛える大人のDSトレーニング」シリーズの監修者。学習療法を応用した「脳を鍛える大人のドリル」シリーズ（くもん出版）、『スマホが学力を破壊する』（集英社新書）、『記憶力と判断力がよくなる速音読ノート』（小社刊）など著書多数。

1日《にち》1ページ楽《たの》しみながら脳活《のうかつ》!
漢字《かんじ》ドリル120日《にち》

2021年12月30日 第1刷発行

著 者／川島《かわしま》 隆太《りゅうた》
発行者／佐藤 靖
発行所／大和《だいわ》書房
東京都文京区関口1-33-4 〒112-0014
電話 03(3203)4511

装幀／川瀬誠
本文DTP／川瀬誠
問題制作／稲葉直貴
イラスト／トモサトユウ
編集協力／モンブランプランニング

本文印刷／歩プロセス
カバー印刷／歩プロセス
製本所／ナショナル製本

ISBN 978-4-479-78550-7

乱丁・落丁本はお取替えいたします
https://www.daiwashobo.co.jp